老祖宗传下来的老偏方

孩子小病妙方

肆

主审／国医大师 李济仁
编著／王维恒

中国科学技术出版社
·北京·

图书在版编目（CIP）数据

老祖宗传下来的老偏方 . 肆，孩子小病妙方 / 王维恒编著 . — 北京：中国科学技术出版社，2018.9

ISBN 978-7-5046-8113-3

Ⅰ . ①老… Ⅱ . ①王… Ⅲ . ①小儿疾病－土方－汇编 Ⅳ . ① R289.2

中国版本图书馆 CIP 数据核字 (2018) 第 180968 号

策划编辑	焦健姿
责任编辑	黄维佳
装帧设计	长天印艺
责任校对	刘　健
责任印制	李晓霖

出　　版	中国科学技术出版社
发　　行	中国科学技术出版社发行部
地　　址	北京市海淀区中关村南大街 16 号
邮　　编	100081
发行电话	010-62173865
传　　真	010-62173081
网　　址	http://www.cspbooks.com.cn

开　　本	720mm×1000mm　1/16
字　　数	177 千字
印　　张	15
版、印次	2018 年 9 月第 1 版第 1 次印刷
印　　刷	北京威远印刷有限公司
书　　号	ISBN 978-7-5046-8113-3 / R · 2290
定　　价	32.00 元

（凡购买本社图书，如有缺页、倒页、脱页者，本社发行部负责调换）

丛书编委会

主　审　国医大师　李济仁

主　编　王维恒

副主编　杨吉祥　张卫阳

编　者　（以姓氏笔画为序）

王　芳　王　君　王　婷　王维恒

王赛赛　杨吉祥　汪　文　张卫阳

胡　芳　黄　芳　董海燕

内容提要

《老祖宗传下来的老偏方·肆：孩子小病妙方》是由十余位中医专家联袂编写而成的大众中医科普力作。本书针对小儿常见病、多发病的特点，精选了20多种病症，搜集了"切于实用、灵验奇效"之偏方近300首，并结合中医学理论和现代医学原理，对每首偏方的用药依据、科学原理和适应证进行了深入浅出的分析。本着"弃其糟粕，取其精华"的精神，摒弃了一些缺乏科学性、实用性，甚至对人体不利的民间治疗方法，所选偏方均以"安全有效、来源可靠、配方简单、取材方便、易于操作、成本低廉、有助于读者及患者掌握应用"为立足点，特别侧重于方便家庭操作、孩子乐于接受的食疗方、单验方、外治方，并在药物选择、药物剂量、给药方法和其他疗法的实施上强调与成年人不同的特点。书中还穿插介绍了小儿常见疾病预防保健小常识，让您轻松掌握防治良策，期盼为您的孩子健康成长带来福音。

前　言

所谓偏方，是指药味不多、大众所未知，而对某些病症具有独特疗效的药方。中国传统医药，自神农尝百草以来，历经五千年而不衰，留下来的偏方，更是历久弥坚，绝非西洋药所能替代。

民间素有"小偏方治大病""单方气死名医""不信偏方不治病"之说，可谓有口皆碑，深入民心。例如，治风湿性关节炎，用雪莲花15克，黄酒100毫升，将雪莲花浸入黄酒中，7天后饮用，可获得温中散寒、活血通络、祛湿消炎的理想疗效；若不慎皮肤上生有瘊子，可用牛倒嚼沫适量，涂擦患处，连续7天，即可治愈；一根大葱就能治疗感冒风寒，还能治许多疾病；一块生姜可治多种病症；刚摘下的绿叶就能使羊痫风患者马上苏醒……这些民间偏方简单易行，疗效显著，方便实用，真正做到了花小钱治大病，甚至很多时候可以不花分文就能治好疑难杂症，令许多西医和医界名家们也拍案称奇，如非亲眼所见，听起来就好像天方夜谭，使人不得不承认中医之伟大，民间偏方之神奇妙用。

有人说中医药是"国粹"，更有人说民间偏方是"国宝"，是中华医药宝库中的一朵奇葩。正因为中华医药文化的博大精深，使得许多当代著名中医学家辛勤不倦，遍搜古今，广采博引，集腋成裘，荟以成集，为本已浩如烟海的中医文献增添了瑰丽的篇章。

偏方是老祖宗代代相传下来的宝贵遗产，为确保这些中华医药宝库中之瑰宝不致失传或流失，让诸多有效的治疗方法造福于广大群众，笔者与同道们多方搜集"切于实用、灵验奇效"之偏方，并在临床上对搜集的偏方、单方加以验证，又本着"撷取精华、重在实效"的原则编撰此书，选方立足于家庭，着眼于"简、便、廉、验"，以期本书能深入到每个家庭，成为寻常百姓家庭防病、治病、康复、养生的必备读物。

本书广泛搜集了老百姓常用的民间偏方，本着"弃其糟粕，取其精华"的精神，摒弃了一些缺乏科学性、实用性，甚至对人体不利的民间治疗方法，汇编了大量有效、无毒的民间偏方。书中收载的偏方有的来自杏林名家，有的来自祖传，有的为佚人秘方，有的为民间辑录，更多的是编者通过临床实践检验的总结。这些民间偏方防治疾病的范围非常广，涵盖了内、外、妇、儿、五官、皮肤等多科常见病，且组方合理，取材方便，成本低廉，非常适合现代家庭应用。本书采用现代白话文编写，可适合不同年龄、不同层次的读者阅读。

王维恒

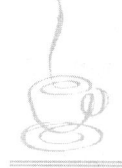

目　录

001　孩子感冒了，厨中小偏方就能解决问题
　　症　状　伤风感冒，咳嗽、鼻塞、流涕、打喷嚏
　　老偏方　姜葱豆豉饮；薄荷豆豉粥

007　治小儿哮喘，明辨寒热巧选方
　　症　状　哮喘，气息急促，喘鸣有声，甚则张口抬肩，难以平卧
　　老偏方　癞蛤蟆蛋；生姜海带根糖浆

021　夏季热食疗有偏方，得药粥佐治保无恙
　　症　状　小儿夏季发热，体温随气温高低而升降
　　老偏方　绿豆粥；荷叶粥

030　小儿腹泻药难愈，山药车前服之安
　　症　状　腹泻，水样便，次数多
　　老偏方　山药车前子散；车前子散

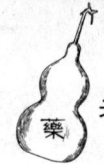

老祖宗传下来的老偏方 肆：孩子小病妙方

036　腹泻久不愈，试试山药粥

　　症　状　泄泻，经久不愈
　　老偏方　薯蓣粥；山药苡仁散

041　宝宝厌食母心焦，须知还需饮食调

　　症　状　食欲减退或消失、食量减少
　　老偏方　消食脆饼；健脾开胃汤羹粥

057　痢疾腹痛拉肚子，治痢首选马齿苋

　　症　状　痢疾，腹痛、腹泻、脓血便伴里急后重
　　老偏方　马齿苋白糖茶；马齿苋扁豆花饮；马齿苋粥

074　小儿便秘重食疗，菠菜香蕉汤羹调

　　症　状　便秘
　　老偏方　麻油拌菠菜；香蕉粥

086　治小儿贫血，调脾胃可益生血之源

　　症　状　贫血
　　老偏方　胡萝卜炒猪肝；食疗偏方大排档

103　儿童肥胖危害多，早期调治重预防

　　症　状　肥胖，体重明显超标
　　老偏方　蜜饯山楂；盐渍三皮

目 录

114 小儿慢性肾炎，喝玉米须茶和黄芪粥很有效

症　状　小儿慢性肾炎，浮肿、蛋白尿
老偏方　玉米须茶；黄芪粥

121 小儿夜啼，吵夜不眠，巧用蝉蜕灯心草

症　状　小儿入夜则啼哭不安，甚至通宵达旦
老偏方　蝉蜕；灯心草

127 莫为小儿遗尿发愁，厨房里就有美食良药

症　状　孩子夜间尿床
老偏方　鸡肠子；当归鸽肉汤；桑螵蛸

134 睡着了就冒汗，泥鳅汤桑叶汤服之立效

症　状　盗汗，入睡汗出，醒后汗止
老偏方　泥鳅糯稻根汤；桑叶汤

145 大白天自汗出，黄芪汤浮麦汤固表止汗

症　状　自汗，动辄自然汗出
老偏方　小麦稻根汤；黄芪止汗汤

152 宝宝"奶癣"莫用奶搽，小小偏方就能搞定

症　状　面部、额部或躯体出现红色丘疹，或渗液，多伴瘙痒
老偏方　银花藤外洗；墨旱莲液外涂

叁

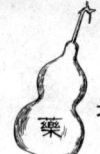

160　痱子痒痛最难熬，瓜豆花草皆良方

症　状　痱子，皮肤显红色丘疹，瘙痒灼热
老偏方　苦瓜冬瓜汁；三豆汤；花草树叶熏洗方

170　小儿暑疖有良方，内服外用宜清凉

症　状　颈部发际、面额结块，红肿疼痛，好发于暑热季节
老偏方　蒲公英；马齿苋；甘草油；外治偏方

181　赤小豆绿豆治痄腮，灵验效如神

症　状　痄腮（流行性腮腺炎），以耳垂为中心腮颊漫肿疼痛
老偏方　赤小豆蛋清糊；红绿双豆羹；涂墨方

192　宝宝口疮痛难当，愈疡止痛有妙方

症　状　口疮疼痛，烦躁不安、哭闹、拒食、流涎
老偏方　淡竹叶；柴胡车前子汤；灯心草局部外敷方

199　小儿流涎不止，不妨吃点白术糖

症　状　小儿流涎，流口水不止
老偏方　白术糖；摄涎饼

207　咽喉炎，咳不止，巧用偏方疗效好

症　状　咽部不适，"咔咔"声如犬吠样咳嗽
老偏方　丝瓜花蜜茶；喷喉黄瓜霜

215 **缓解习惯性便秘，不妨试试肉苁蓉**

症　状　大便燥结，努挣不下，顽固难愈
老偏方　苁蓉决明茶；苁蓉麻子仁膏；苁蓉羊肉粥

220 **咽喉肿痛声嘶哑，清咽润喉慢咀华**

症　状　咽喉肿痛，声音嘶哑
老偏方　咀华清喉丹；竹叶山楂水；山楂利咽茶

孩子感冒了，厨中小偏方就能解决问题

症　状　伤风感冒，咳嗽、鼻塞、流涕、打喷嚏
老偏方　姜葱豆豉饮；薄荷豆豉粥

感冒俗称"伤风"，是小儿时期一种常见的外感疾病，多因感受风邪（主要是病毒，少数为细菌感染）所致，临床以鼻咽部炎症为主要表现。早期症状为发热恶寒、头痛、鼻塞、流涕、打喷嚏、食欲不振。鼻涕开始为清水样，2～3天后变稠。若病情较重，且具有传染性，则称为"时行感冒"（流行性感冒），西医认为本病系病毒感染所致。

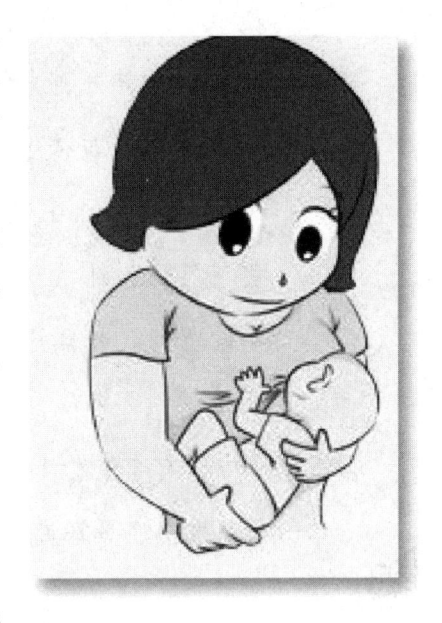

本病一年四季均可发病，以冬、春季节为多见。流感传染性强，主要是通过带有患者飞沫的用具进行传播，约有1/3儿童会出现急性气管炎、肺炎、中耳炎、喉炎、鼻窦炎、扁桃体炎等情况，应引起重视。

目前对感冒尚无特效的药物治疗，发现小儿感冒就迫不及待地去输液、服用抗生素，往往会引起一些不该发生的后果。若能按中医辨证治疗，

则能达到减轻症状、提高患者机体抵抗力的目的,使患儿早日康复。

就拿小儿风寒感冒而言,厨房里的葱、姜、豆豉就能解决问题。笔者常推荐给孩子家长以下3个食疗偏方。

◎ 姜葱豆豉饮

组成:连须葱白3根,淡豆豉10克,生姜10克。

用法:将葱白、生姜分别洗净,用刀拍碎,与淡豆豉一起入锅,加水1碗,煮沸15分钟左右,弃渣留汁。趁热服下,盖被出微汗。每晚睡前服,避风寒。

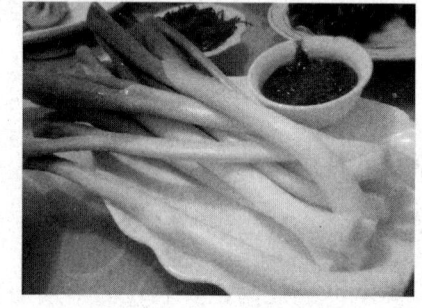

功效:本方具有辛温发汗、解表祛邪之功,可用于小儿风寒感冒、恶寒发热、鼻塞流涕。

◎ 葱姜醋面片

组成:面粉100克,葱3段,生姜3片,豆豉5克,食醋3~5毫升。

用法:将面粉加水适量揉成面团,擀薄片,切成2厘米见方的片状。姜连皮洗净，用刀拍碎或切成丝状。钢精锅中加水800毫升左右，投入葱、姜、食盐各少许同煮，待水沸3～5分钟后，下面片，面熟即可装碗，加醋。趁热吃面片喝汤，面片和醋的多少可根据患儿的饮食量来定，但醋不能少于3毫升。服后盖被出微汗后，应让小儿把肢体伸出被窝，以免出汗太多，引起虚脱，并应避风。

功效：散寒解表，疏散风邪。适用于小儿外感风寒，头痛无汗，鼻塞不通，鼻流清涕，畏寒低热。

◎神仙粥

组成：糯米50克，生姜5片，带须葱白5根，豆豉5克，米醋10毫升。

用法：将糯米放于砂锅内加水两碗，煮至米熟后，加入生姜、葱白、豆豉，再煮一二沸后，接着加米醋10毫升，和匀即可。趁热食粥，覆被而卧，以微汗出为佳。

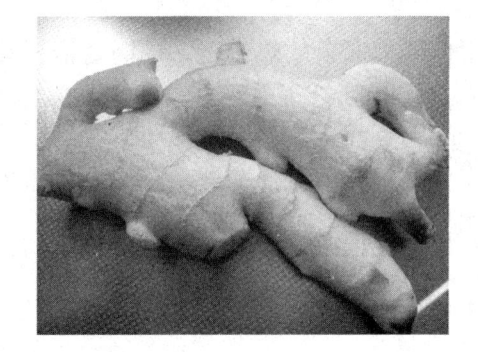

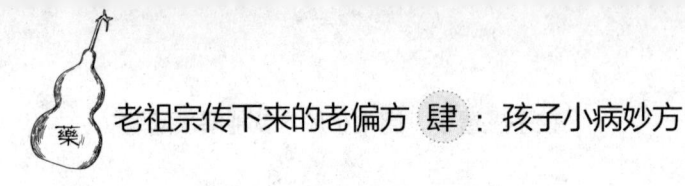

以上3个偏方都用了葱白、生姜、豆豉等厨房中的常用之品,要知道它们在治疗小儿感冒方面的作用,我们不妨就从"神仙粥"说起。"神仙粥"这个粥方源自清代学者褚人获所著的一本小说《坚瓠集》,那可是流传近400年的老偏方。这个方子看起来不起眼,可功效却不小,原书上讲"神仙粥专治感冒风寒暑湿,头痛骨痛,并四时疫气流行等证"。其配伍也很精当,这个方子以糯米补养、益胃生津为君,葱白发散为臣,而又以酸醋敛之,共奏扶正祛邪、发汗解表之功。小儿为稚阴稚阳之体,卫外之气尚弱,易被外邪侵袭。若偶感风寒、暑湿而致头痛、身痛、鼻塞流涕、咳嗽痰多、恶寒发热诸证,均可辅以食疗。该方的用法也很有讲究,要趁热食粥(或只饮粥汤亦可),食粥后要立即盖好被子睡卧一会儿,捂出汗,但以微微汗出为度。从现代药理分析,葱中所含大蒜素,抵御细菌、病毒的作用显著;生姜也能起到某些抗生素的作用,其辛温发散的作用能使血管扩张,血液循环加快,促使身上的毛孔张开,这样不但能把多余的热带走,同时还能把体内的病菌、寒气一同带出;醋对流感病毒具有良好的杀灭作用,同时食醋对甲型链球菌、卡他球菌、肺炎双球菌、白色葡萄球菌及流感杆菌等5种细菌也有杀菌作用。虽然是古老的老偏方,但配方的科学性上却得到现代医学的佐证。我国民间广为流传的歌诀"一把糯米煮成汤,五根葱白三片姜,熬熟对入半杯醋,伤风感冒保安康"说的就是"神仙粥"。

中医学将感冒分为寒性(风寒)感冒及热性(风热)感冒两大类。寒性感冒常见怕冷较重、发热较轻、全身酸痛、鼻塞流清涕、口不渴或渴而喜热饮、咽痒欲咳、痰白质清稀等症状,服用"神仙粥"之类是比较适宜的。热性感冒则常见身热明显、微微怕冷、咽喉肿痛、咳嗽痰黄、鼻塞流浊涕、口渴喜冷饮等症，如果服用"神仙粥"，则无异于火上浇油。风热感冒宜辛凉解表，建议给孩子服用薄荷豆豉粥。

◎ 薄荷豆豉粥

组成：淡豆豉10克，薄荷5～10克，粳米50克。

用法：将淡豆豉、薄荷加水煎汤备用。粳米加水熬粥，待粥成时，将煎汤倒入，稍煮即可。

功效：此方能清热解表和胃，治风热感冒还是有一定疗效的。

孩子患了伤风感冒，不论寒性或热性感冒，饮食皆宜清淡，以稀饭、面汤、新鲜蔬菜和水果为宜，忌食油腻、生冷、黏滞、荤腥及不新鲜的海产品等，并应卧床休息，注意保暖，勿淋雨、涉水，以免二度感冒。二度感冒即中医学所说的"重感"，治疗起来就不那么轻松了。

温馨提示

小儿感冒初期护理很重要

对于孩子感冒，很多家长都会非常着急，一到医院就要求输液，要求使用各种高档抗生素。感冒分为病毒性感冒和细菌性感冒，大多数初期都是病毒感染，血常规异常不显著。对于病毒性感冒，抗生素根本起不了什么作用。发热是机体对病毒的一种抵抗，除了那些明确有合并肺炎、血常规异常的患者，可以酌情给予退热处理，使用抗生素治疗外，对于体温不超过38℃，血常规异常不显著的患者尽量不要输液，可以对症处理，吃一些抗病毒的中成药，如小儿感冒冲剂或采用药膳食疗等。

小儿感冒初期的家庭护理很重要。感冒发热期，要给孩子多饮水，注意休息；应给宝宝准备一些流质食物，以易消化、含高维生素C和维生素A的食物为佳；居室要尽量保持安静，注意通风，温度和湿度宜恒定适当；孩子的衣被厚薄要适当，尽量穿棉布材质的衣服，以利散热；保持孩子鼻腔通畅，及时清理鼻腔的分泌物，鼻孔周围也要保持清洁。必要时，可用凡士林、液状石蜡等涂抹鼻翼部的黏膜及鼻下皮肤，以减少分泌物造成的刺激。

治小儿哮喘，明辨寒热巧选方

症　状　哮喘，气息急促，喘鸣有声，甚则张口抬肩，难以平卧
老偏方　癞蛤蟆蛋；生姜海带根糖浆

小儿支气管哮喘是以呼吸困难，气息急促，甚则喘鸣有声，张口抬肩，难以平卧等为主要特征的呼吸道疾病。该病以春秋两季发病较多，常呈反复发作，严重者则可导致终身难愈。

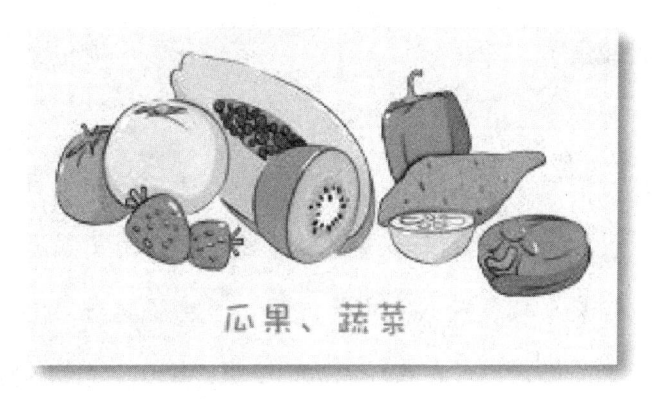

瓜果、蔬菜

该病的发病原因很多，其中以禀赋不足、卫外不固，每因外感而诱发致病者最为多见。其他如肺气失调、肾失摄纳，乃致气机升降失司，从而导致发病。现代医学则认为，引起哮喘发病的因素大多责于过敏性体质，其次免疫功能低下也是导致哮喘反复发作，久治不愈的重要因素。

由于该病多反复发作，严重影响患儿的正常生长发育。不过，半数患儿成年以后能完全缓解，但其中少数患儿则可终生不愈。本病目前尚

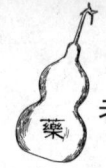

无特效的根治疗法，而民间采用中药验方、饮食疗法，有时却能收到意外的效果。如若能按中医辨证施治的原则选方治疗，则疗效更佳。

小儿哮喘有虚、实、寒、热之分，临床上主要从以下几个方面分型辨治。

1. 热性哮喘

咳喘哮鸣、痰稠色黄、发热面红、胸闷膈满、渴喜冷饮、声高息涌、呼气延长、小便黄赤、大便干燥或秘结，舌苔黄或黄腻，脉象滑数。治宜清肺化痰定喘。

◎癞蛤蟆蛋

组成：鲜鸡蛋1个，活癞蛤蟆1只。

用法：将癞蛤蟆禁食1～2天，用水洗净；将鸡蛋自癞蛤蟆的口中塞入其腹（不要塞破了鸡蛋）。用黄泥巴将癞蛤蟆包裹严实，放入火中烤或烧，至鸡蛋熟透，除去黄泥及癞蛤蟆肉，剥去鸡蛋壳。吃鸡蛋，每日1个，连服15天。倘若有效，停数天后可进行第2疗程。

功效：清热定喘，增加营养。适用于小儿哮喘、咳嗽咳痰、舌红苔黄。

◎萝卜粥

组成：白萝卜（生者，捣汁）2枚，生石膏30克，粳米50克，冰糖适量。

用法：先将石膏入水中煮之，去渣打取汁，再入粳米熬粥，俟粥成之后加冰糖熬融，最后对入萝卜汁食之。

功效：清热利肺、行气平喘。主治哮喘急性发作、喘促难平者。

◎萝卜瓜蒌明矾饮

组成：老瓜蒌1个，明矾10克，白萝卜500克。

用法：将明矾装入瓜蒌中，置瓦罐中加盖，放火上煅成炭，离开火源，自然冷却，取出研末。将萝卜切片，加水煮熟。萝卜片蘸瓜蒌炭末食之，同时喝萝卜汤，每日服2次，5天服完。如未愈，可继续服之。

功效：清热、化痰、定喘。适用于小儿热喘、咳嗽有痰、舌红苔黄、或有发热。

◎冰糖蜜西瓜

组成：西瓜1个（约500克），蜂蜜50克，冰糖50克。

用法：将西瓜洗净切下蒂部（约10平方厘米）做盖，用汤匙

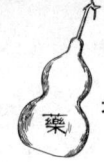

挖去少量瓜瓤。将冰糖略砸碎，与蜂蜜同装入西瓜内，加盖。置大碗内，隔水蒸 1 小时后取出。饮瓜内糖水，每日 1 个，连吃 7 天。

功效：清热，化痰，定喘。适用于小儿暑季哮喘、痰稠、舌红、苔黄、大便干燥、渴喜冷饮、发热。此方于冬天应用时也可用冬瓜，将冬瓜瓢籽掏除干净；用香瓜代替西瓜也可，制作方法同。效果基本相同。

◎ 蛋清蚯蚓散

组成：活白颈蚯蚓（又名地龙）200 克，白糖适量，鸡蛋 1 个。

用法：将蚯蚓洗净，放入清水盆中，打入鸡蛋清 1 个，搅拌均匀，24 小时后将蚯蚓取出，洗净，沥水备用。将蚯蚓置布瓦上或炒锅上，用文火焙成焦黄色，冷却后研末。每次 5 克，用白糖水送服，每日 3 次，连服数日。

功效：清热平喘。适用于小儿支气管哮喘，痰稠而黄、舌红苔黄、口渴喜饮、大便干结、喉中哮鸣。

◎ 海螵蛸鲫鱼汤

组成：海螵蛸、牡蛎、马兜铃、牵牛子各 6 克，活鲫鱼 1 尾。

用法：先将前四味各研为细末，和匀后备用；另将鲫鱼剖腹，去净内杂，入清水淡煮，每取以上药末6克，鱼汤送服。

功效：清热化痰、止咳平喘。主治哮喘痰多、痰黄稠黏、喉中痰鸣者。

◎海蜇猪血糕

组成：海蜇皮、鲜猪血各200克。

用法：海蜇皮洗净，切丝，加入猪血内略搅拌，一起炖熟即可食用。每日1剂，分数次食之，用前均需加热，连服数日。

功效：清热化痰平喘。适用于小儿哮喘，咳嗽黄痰，伴发热、舌质红。另外，海蜇皮和荠菜等量煮汤，常服之，效果亦佳。海蜇皮与冰糖炖服，常食之效果同上。

◎白果石韦冰糖饮

组成：白果20粒，石韦30克，冰糖15克。

用法：白果去壳及衣芽，洗净捣碎，与石韦一起入锅，加水2碗煮沸，改文火，炖至剩1碗汤时加入冰糖，略煮片刻即可。哮喘发作时，频频饮之。

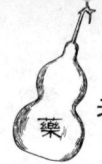

功效：清热消炎、敛肺定喘、清利湿热。主治支气管炎哮喘，舌红、痰稠不易咳出。

◎ 丝瓜藤饮

组成：霜打的丝瓜藤200克，白糖少许。

用法：将丝瓜藤洗净，沥水，剪成寸段，置锅内，加水3碗，煮沸，熬至1碗。每日1剂，分2～3次服完。服时以少量的白糖调味。连服数日。

功效：降气定喘。主治支气管哮喘，咳痰、恶心、呕吐。动物实验表明，小鼠口服丝瓜藤煎剂、丝瓜藤鲜汁及藤和叶的甲醇提取物，都有一定的止咳作用（二氧化硫或氨水引咳法）；对组胺致喘有一定的预防作用。

◎ 猪肺川贝馔

组成：猪肺（连气管）1具，川贝母10克，白胡椒2.5克，鲜鸡蛋2个。

用法：将猪肺洗净，把川贝母及白胡椒共研末，加入2个蛋清，搅拌成糊状，自猪肺气管口缓缓灌入，然后用绳扎紧管口。入锅，加水适量（以漫过猪肺为宜）。不放任何佐料，置火上煨烂熟即成。将熟肺及气管切成薄片，于中午或晚上吃饭时食之。每日1～2次，每次一小碟（约50克），可用酱油、味精调味，并喝适量原汤。每次食用前均应加热煮沸。如效果较佳，可隔一周后再服1具猪肺，直至病好为止。

功效：清热润肺、止咳化痰、补肺利咽。主治初冬季节上感久咳所致的支气管哮喘。

2. 寒性哮喘

咳嗽气促、喉间有哮鸣声、咳痰清稀色白呈黏沫状、形寒无汗、面色晦滞带青、四肢不温、口中不渴、或渴喜热饮、舌苔薄白或白腻、脉象浮滑。治宜温肺化痰定喘。

◎生姜海带根糖浆

组成：海带根50克，生姜7.5克，红糖适量。

用法：将海带根、生姜分别洗净，切丝，同入锅，加水2碗，煮沸30分钟，再将红糖加入，熬至汤浓（约1碗）。每次10毫升，每日3次，开水送服，10天为1个疗程。一般1～2个疗程即可见效。

功效：化痰止喘。适用于支气管感染咳喘，咳痰。

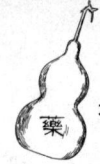

◎冬至萝卜鸡蛋汤

组成：萝卜1个，鲜鸡蛋1个。

用法：于冬至日选一个水分较多萝卜（冬至日可多制鸡蛋萝卜，栽种入土备用），纵剖成两片，分别在萝卜心处挖一白窝（大小以能装入鸡蛋为正好）。将鸡蛋放入白窝，两片萝卜仍对合成原样，开口用细绳扎紧，即成鸡蛋心萝卜。将鸡蛋心萝卜栽入土里，使之成活，发芽和叶，100天后挖出萝卜，小心剖开，取出鸡蛋。将萝卜洗净切片，放入锅内，加水2碗，煮沸15分钟，将鸡蛋打入锅内，搅拌均匀，即成萝卜蛋汤。每日1剂，一次或分次服完。连服7次。

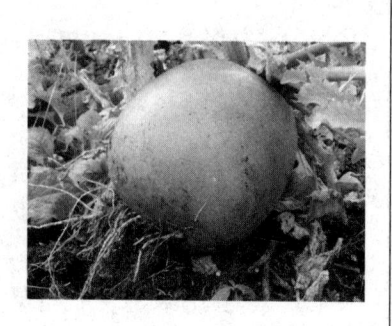

功效：止咳定喘。适用于小儿受凉引起的咳嗽咳痰，支气管哮喘，喉部吸气时可听到如小公鸡叫鸣样的声音。

◎皂荚大枣汤

组成：皂荚（剥去皮）适量，大枣若干。

用法：将皂荚剥皮后，炙烧存性，研末备用。每次取皂荚末2克左右，用大枣3枚煎汤小半碗，汤送服皂荚末、食大枣。每日 2 次，连服数天。皂荚辛、咸，性温，有抗过敏、定喘、祛痰作用。

功效：适用于小儿过敏性哮喘，痰咳喘满。

3. 虚证哮喘

哮喘日久、咳声低微、面色无华、自汗怕冷、腰酸脚弱、倦怠乏力、或夜间遗尿、舌淡、脉细无力。治宜补益肺肾、健脾化痰。

◎ 玉屏风散

组成：防风 8 克，炙黄芪 10 克，白术 15 克。

用法：水煎服，每日 1 剂。

功效：补肺固卫、健脾益气。本方原出《简易方》。动物实验表明，防风能刺激小鼠产生较多的游离抗体，中和侵入机体的过敏原，玉屏风口服液是有效的免疫促进剂，对体液免疫和细胞免疫均有一定的保护作用。主治小儿支气管哮喘缓解期，属肺气虚弱或脾气虚弱型，面色苍白、气短懒言、反复感冒、食少便溏。

◎ 保金宣肺汤

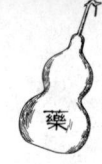

组成：南沙参、麦冬各9克，川贝母（研碎）6克，百合、竹笋嫩尖、糯米各15克，活鲫鱼1尾。

用法：先将前四味入水中煎煮，去渣取汁，再将鲫鱼剖腹后去净肚杂，与糯米一同入以上药汁中煮至鱼熟，最后入竹笋再煮至熟，不拘时食鱼、米、竹笋，并将汤喝完。

功效：主治毒气入肺而导致的哮喘，症见咳嗽喘促、通身肌肉浮肿、胸满壅塞、气短难卧、或见痰鸣鼻扇、小便短少、诸症甚急等。

◎ 蛤蚧海蛸散

组成：蛤蚧1对（约80克），海螵蛸100克。

用法：取上药焙干研细末，每次6克，临服时加白糖等分以矫味，温开水送服，每日3次，连服4个月，每料可服2周左右。

功效：本方原载《中医杂志》1989年第8期。补肺固表，益肾纳气。主治支气管哮喘属肺气虚弱或肾气不纳型，面色苍白、气短懒言、畏寒肢冷、腰膝酸软。临床用本方治疗儿童哮喘8例，痊愈6例，2例发作次数减少，症状亦轻。

◎ 水晶桃

组成：核桃仁500克，柿霜饼500克。

用法：先将核桃仁置锅内蒸至烂熟，取出后捣烂，再与柿霜饼一同置锅内蒸融，俟冷后随意食之。

功效：补肺益肾、止咳定喘。主治肺肾两虚、咳嗽喘逆、不能平卧、以及哮喘日久、反复发作者。

◎ 蜜汁核桃杏仁汤

组成：核桃仁25克，杏仁、生姜各10克，蜂蜜适量。

用法：生姜洗净，与核桃仁、杏仁分别捣碎，入锅，加水1碗，煮沸加蜂蜜，再煮沸，改文火10分钟。分2次服完，每日1剂。连服数月。

功效：补肾润肺、止咳定喘。主治久患哮喘、体质虚弱、气短喘促。

◎ 萝卜籽杏仁饮

组成：莱菔子（萝卜子）15克，杏仁15克。

用法：将萝卜子文火炒黄，轻砸使其略有裂纹。杏仁置温水中略泡片刻，去皮去尖。将二物同入砂锅中，加水1碗，

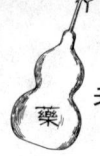

煎至半碗，去渣留汤即可。趁热服完。每晚1次，连服数日。

功效：止咳平喘、降气化痰。适用于小儿哮喘痰多、气促、呼吸困难、张口抬肩、喉中哮鸣如小鸡叫。

◎墨鱼骨炭末粥

用法：将墨鱼骨（《中药学》中称乌贼骨）洗净置文火上焙成黄色，冷却后研成极细末，贮瓶备用。每次取鱼骨炭末10克，白糖少许，拌入粥内食用。每日2次，连服数日。

功效：止咳定喘。主治小儿哮喘、咳嗽痰多。

◎蒸柚子鸡

组成：青柚子1个，仔鸡1只。

用法：仔鸡宰杀后，洗净切块备用；切开柚子盖，掏去内瓤。将鸡块塞入柚子内，盖上顶盖，隔水蒸3小时左右，吃鸡肉饮汤。每日1次，每次1只，连服数日。

功效：中医学认为，柚子果肉性寒，味甘、酸，有止咳平喘、清热化痰、健脾消食、解酒除烦的作用；柚皮又名橘红，广橘红性温，味苦、辛，有理气化痰、健脾消食、散寒燥湿的作用。此方既可止咳喘，又能增加营养。适用于久喘体虚、体重减轻、驼背弓腰。

◎ 四物蜜糖膏

组成：蜂蜜500克，芝麻500克，杏仁150克，阿胶250克，冰糖250克。

用法：芝麻、杏仁分别以热水烫泡，去外皮（杏仁捣碎），同入锅，加水3碗，煎半小时。加入阿胶、蜂蜜、冰糖，继续煎熬（同时注意用锅铲不停上下搅动，避免煳底），熬至黏稠如膏状即可。每日早、晚各服2～3汤匙，温开水送服，服完为止。

功效：滋肾润肺、止咳定喘。适用于久喘体弱、支气管感染性哮喘、咳嗽咳痰。

此外，用桃仁膏敷涌泉对哮喘发作有止哮平喘效果。方法：用桃仁、杏仁、栀子各10克，白胡椒2克，糯米7粒，混合研细粉，用鸡蛋清适量调成膏状，分为4等份，分别贴敷于双侧涌泉穴和与涌泉穴相对应的足背位置，敷贴后用不透水之无菌塑料薄膜外包，以防药团干燥，最好晚上敷药，白天取下。一般用药1～2次症状即可缓解。

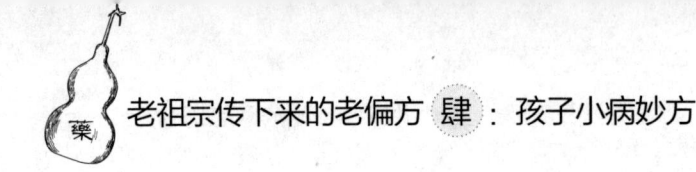

> **温馨提示**
>
> ## 重视哮喘患儿的护理
>
> 患儿的居室环境要安静、舒适，室内要空气新鲜，温度、湿度要适宜，光线充足。室内不要放置花草、羽毛等易引起过敏的物品。哮喘患儿多体质较弱，治疗期间，应注意增加营养，避免吃生冷食物及易诱发哮喘的食物，如牛奶、蛋、鱼虾等。及早发现发作先兆，如烦躁不安、喉痒、胸闷、干咳等，按医嘱立即应用解痉药如异丙嗪（非那根）、氨茶碱及其他平喘的气雾吸入剂。如有喘促汗多，用温毛巾擦干汗液，必要时更换内衣，勿受凉。如有感染病状，发热超过38℃时，要及时去医院就诊。

夏季热食疗有偏方，得药粥佐治保无恙

症　状　小儿夏季发热，体温随气温高低而升降
老偏方　绿豆粥；荷叶粥

赵女士3岁的女儿，2周前发热咳嗽，经治疗后咳嗽消失，但发热持续不退，有时可高达40℃，烦躁口渴，夜睡不宁，食欲差，大便时硬时溏，尿多，无汗。曾往县医院做X线胸透检查，排除小儿结核，屡用青霉素抗生素治疗无效。来我处诊治时体温38.5℃，患儿形体消瘦，面色苍白，精神欠佳，皮肤干燥，肌肤灼热，唇干，舌质较红，苔薄黄，指纹略紫。时值8月上旬，正值炎热酷暑，我告诉孩子的母亲：孩子别无他病，实为小儿夏季热。遂拟以养阴益气、清透暑热法治之。处方：西洋参3克，麦冬、白芍、石斛、地骨皮各6克，淮山药、莲子肉各9克，白薇、青蒿、银柴胡各5克，生荷叶卷（后下）2个，水煎分多次服。同时，建议她给孩子辅以绿豆为主粥方食疗。

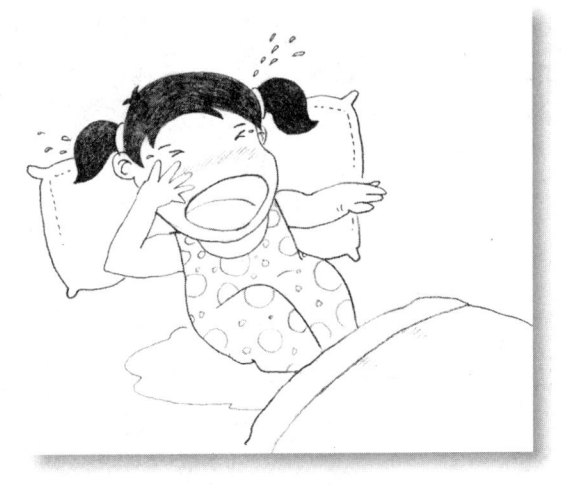

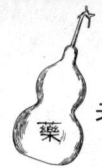

◎绿豆莲子粥

组成：绿豆30克，莲子（带心）50克，粳米50～100克，食用碱少许，白糖适量。

用法：先煮绿豆，加入食用碱，至熟后加入莲子与糯米，煮烂成粥，放入白糖调味，一日分3次服。

◎清凉绿豆粥

组成：绿豆30克，粳米50克，薄荷末3克。

用法：将绿豆、粳米加水煮为稀粥，粥成时撒入薄荷末，搅匀后再煮沸，放少量白糖或食盐饮服。

上述两则以绿豆煮的食疗偏方均适用于暑热少汗之患儿，有清热祛暑、益气生津之功。方中绿豆是常用的防暑消暑食品，被誉为"防暑圣品"。李时珍盛赞为"济世良谷"，认为能"解诸热、益元气。"古方多推荐为粥食，制汤羹。莲子清心火、益气力、止渴去热。《圣济总录》有莲子配浮萍治"小儿热渴"之方。粳米能健脾益胃生津，《医药六书·药性总义》说："粳米粥，为滋生化育神丹。"《随息居饮食谱》认为：

"粳米甘平，宜煮粥食，粥饭为世间第一补人之物"；并认为凡患虚证，或"以浓米汤代参汤，每收奇效。"再入薄荷末以清凉解热，诸物配伍，食医兼优，诚为小儿夏季热之美食良方。

张女士依我所嘱，如法为女儿用药并食疗，6日后来诊时孩子已不发热。后仍日以绿豆、莲子、薄荷、粳米煮粥喂养小儿，自此逾夏至秋安然无恙。

此后，我在治发热的小儿时还常配合绿豆外敷足心的方法，往往都会收到事半功倍的效果。

◎**绿豆敷涌泉法**

组成：生绿豆50克。

用法：将绿豆研成极细末，以鸡蛋清调成膏状，做成直径3～5厘米，厚0.5～0.8厘米的圆形糊饼2个，分摊于纱布上，分别敷于双足涌泉穴（位于足前部凹陷处第2、3趾趾缝纹头端与足跟连线的前1/3处），外以绷带包扎，每日2次，每次敷6～8小时。

功效：绿豆外敷可清热解毒、平肝泄热，用于小儿夏季热以及小儿感冒和腮腺炎发热。

这一治疗小儿发热的外敷偏方，在清代外治大师吴师机（字尚先，1806—1886）的《理瀹骈文》中就曾记载："或用绿豆粉，以鸡蛋清调

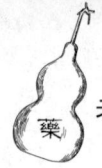

匀贴敷（涌泉）"，治小儿发热，"面赤口渴、五心烦热、啼哭焦扰、身热如火"，敷后则"心内清凉，不复啼扰"。

夏季热为婴幼儿时期特有的疾病，尤以6个月至3岁的婴幼儿多见。临床以长期发热不退、口渴、多饮、多尿、汗闭或少汗为主症。因其多发生于夏季，故名夏季热。

本病的发生，与气候有密切关系。一般发病时间多集中在6—8月份，南方各省发病时间相应较长。临床表现为渐起发热，持续不退，无固定热型，体温常在38～40℃，一般午后较高，早晨较低。其体温与气候有密切关系：天气愈热，体温愈高；天气转凉，体温亦随之下降，病程可达二三个月，甚则更长，但秋凉后多能自愈。夏季热的初期，多不显病容，偶有消化不良或多饮等症状，但多不严重。由于发热持续不退，患儿随之可出现多饮多尿、食欲减退、面色苍白、身体日见消瘦、口唇干燥、皮肤灼热、肢端欠温、精神疲乏等虚弱症状。部分患儿可连续发病多年，但再发病时症状较轻，病程亦较短。虽有惊无险，但夏季热病程较长，持续发热不退又可导致患儿抵抗力下降，极易并发其他疾病，影响婴幼儿生长发育，故家长必须重视患儿的家庭护理。特别是饮食调理，应注意补充水分，多饮水，常食粥，以益胃生津。

8月下旬，周女士带着4岁的小男孩明明来到我的诊室，她向我诉说，明明1个月前因发热就诊本村卫生所，服药4天无效，后转县医院诊治，经用抗生素、止痛退热药治疗1周，病情仍未好转。发热时高时低，晨起体温稍降，午后发热加甚，一家人心急如焚，多次更医，历时月余，热仍不退。经查明此时腋下体温38.6℃，烦渴，小便次数多而清长，无汗，易发脾气，纳差便溏，形体消瘦，皮肤干燥，触之肌肤灼手，舌嫩红，苔薄微黄，脉细数。查血及大小便常规未见异常，X线胸透检查、心肺未发现病变。结合时令气候，知是小儿夏季热属暑伤肺胃，气阴两伤证。拟宜滋养胃阴、健脾益气、透解暑热治之。处方：西洋参（另炖）3克，麦冬、石斛、地骨皮、银柴胡各6克，莲子肉、白芍各9克，龟甲（打碎先煎）、谷芽、麦芽、淮山药各12克，青蒿、牡丹皮各6克，生荷叶卷（后下）3个，水煎服，每日1剂。并嘱其同时服用荷叶绿豆粥。

◎荷叶绿豆粥

组成：鲜荷叶1大张，鲜竹叶20片，绿豆20克，粳米30克。

用法：将荷叶、竹叶洗净，二者加水适量，煎取汁先煮绿豆至豆开花，再加粳米，煮成稀粥。早晚服食。

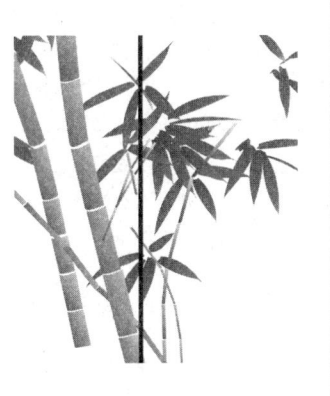

方中荷叶味苦、辛、微涩，性凉。归心、肝、脾经。其性清香升散，具有消暑利湿、健脾升阳的功效，对治疗小儿暑热烦渴尤有佳效。配以绿豆清凉解毒消暑；竹叶清热除烦，生津利尿，《圣惠方》有淡竹叶粥"治小儿心脏风热，精神恍惚"。诸物相伍，共奏祛暑清热、和中养胃之功，适用于夏季热发热口渴、食欲不佳者。明明服中药并结合食疗，三日即热减,十日热退,精神食欲好转。继以荷叶绿豆粥佐膳调理,巩固疗效,自此未再发热,诸症悉除。

以荷叶为主治疗小儿夏季热的民间小偏方颇多,我这里辑录一二则如下,以供选择应用。

◎ 荷叶粥

用法:取鲜荷叶2大张,洗净煎汤500毫升左右,滤取汁加粳米30克,煮成稀粥,添加白糖适量调味。可早晚服食。

功效:本方有清热解暑之功,适用于夏季热发热不退者。

◎ 荷叶冬瓜粥

组成:冬瓜肉50克,鲜荷叶1张,粳米30克。

用法:取新鲜的荷叶,洗净后煎汤500毫升左右,滤后取汁备用;将冬瓜去皮,切成小块状;加入荷叶汁及粳米,煮成稀粥,加白糖适量。早、晚服用。连服10日为1个疗程。

功效:冬瓜可清热生津、利水止渴,荷叶清热解暑,适用于发热不退、口渴、尿少的患儿。

◎ 荷叶莲藕粥

组成：取鲜荷叶 1 大张，鲜莲藕 1 小节，粳米 30 克，白糖适量。

用法：先将荷叶洗净煎汤 500 毫升左右，滤取汁，再将莲藕洗净切成小粒，与粳米一起加入汁中煮成稀粥，加白糖调味后服食，每天 3 次。

功效：本方有清热祛暑和胃之功，适用于夏季热伴食欲不振者。

我从医近四十年，非常注意收集古代医家及民间流传的外治疗法，据我个人的经验，治疗小儿夏季热用药浴的方法疗效颇佳。

关于夏季热的药浴疗法，宋代《小儿卫生总微论方》云："小儿立夏后有病身热者，慎勿妄为吐下，但以除热汤浴之。"除热汤："白芷、苦参、秦皮（各等份），煎汤（洗浴）。或无众药，得一味煎汤皆可"。近人孙浩用祛暑散热浴法（《中医杂志》1997年第7期）治小儿夏季18例，运用本汤浴治 1～3 次后，汗出热退，在 1～2 周不复热者 13 例；3 次后汗出热退，1～2 天后又复热，但体温未超过 38℃者 5 例。总有效率为 100%。所采纳之方如下。

◎ 祛暑散热汤浴方

组成：药用藿香、香薷、浮萍、竹叶、大青叶各 30 克，豆卷 50 克。

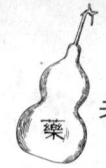

> 用法：上药共煎水2000～2500毫升，煎沸，滤去药渣，倾入盆内，等到水温降至40℃左右时，置患儿于水中，半仰卧，频频用手带水在患儿腋下、胸、背、手足心等部位抚摩。10～15分钟后，将患儿抱起，揩干身体，隔3小时后再如法1次，3次为1个疗程。如发热不退，则另作他治。运用本汤浴时须口服补液盐水适量。

我在临床上常用香薷、藿香、佩兰、荆芥、紫苏叶、蒲公英、金银花、车前草各30克，水煎取汁，放入浴盆中，趁热熏洗患儿全身，每日2～3次，每日1剂，连续2～3天，可芳香化湿、疏风清热。或取鲜薄荷叶60克，煎汤洗浴，每天2～3次，亦有良效。此外，温水浴法也是最为简便的方法，可使用比患儿体温低3～4℃的温水洗浴，每天2～3次，每次持续20～30分钟。

温馨提示

切勿用消炎药对抗夏季热

孩子虽自行调温能力差，但家长可以创造外来的条件给孩子调温，避免带孩子到高温酷热的地方，"给孩子适当吹吹空调。"

夏季热的临床症状除了发热以外，还有多饮、多尿、少汗、汗闭等症状，在临床上偶尔也会出现喉咙红肿、充血等轻微的炎症。这里要特别告诫家长，切忌给孩子吃消炎药物、退热药物，否则会导致孩子的体质越来越差，引起病情的恶性循环。

最有效的做法是给孩子适当的中医药调理，配合健脾益气、养阴清热的中药服用可缓解病情。孩子的日常饮食非常重要，扶护正气，促进消化是孩子体质强壮的关键。如在瘦肉汤、鸡汤里加点白芍和淮山、莲子、绿豆、荷叶等可以起到清暑解热、生津健脾的作用。

小儿脏腑娇嫩，中医认为属"稚阴稚阳"之体，机体调节功能未发育完善，炎夏暑气侵袭，故而发病。所以，入夏之后，要注意小儿饮食和营养，增强体质；保持住房空气流通与凉爽，或易地避暑，都是防治夏季热有益之举。

小儿腹泻药难愈，山药车前服之安

症　状　腹泻，水样便，次数多
老偏方　山药车前子散；车前子散

李女士的女儿刚满7个月，于时年10月中旬出现腹泻，泻出物为水样便，有黏液，一日5～6次，曾在当地输液并用抗生素等治疗，病情未见明显好转，至此已有1周。详询病情：患儿排便时哭闹、吃奶减少、睡不安宁、未发热、不咳、尿量不多、囟门不凹、哭时有泪。观其舌红苔白。我告诉李女士，这孩子患的是秋季腹泻，小儿秋季腹泻多为轮状病毒感染引起，应用抗生素治疗是无效的，用得不好还会产生副作用。我给她开了山药和车前子2味药，将它们研成细末，分装成两包，告诉她回家后，每日1包，熬稀糊给孩子吃，不必非得一

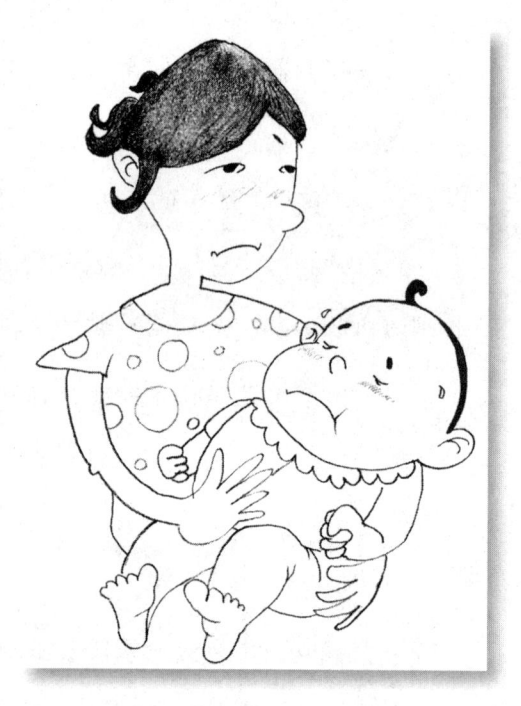

餐吃完，可一日分3次吃完。她按照我说的给孩子服食此方后，吃完一剂腹泻就减少为2次，第2天大便1次，已不是稀水样便。现将这则食疗方介绍给大家。

◎ **山药车前子散**

组成：车前子：4个月至1岁者每日5～10克，1—2岁者每日10～15克，2—4岁者每日20克，山药为车前子的半量。

用法：将车前子炒熟，炒出焦香味，研成细末；山药研成粉末，和匀。取1天剂量与米汤煮成糊状，分2～4次服用，可加少量糖或盐以提味。久泻者加鸡蛋黄1个。

功效：适用于小儿各种急性（尤其是婴幼儿秋季腹泻）、迁延性、慢性腹泻。

山药配车前子治小儿腹泻屡有效验。通常每日服三次，即可达到小便自利，大便自固的效果。这是因为山药有健脾益肾、固大便的作用，而泻后阴虚津伤，小便不利者服之，又能利小便。车前子能利小便，而性兼滋阴，又能助山药以止大便。况二药皆汁浆黏稠，作粥服之，大能滋补肠胃、健脾固肾，故而有效。

这个处方中炒香后的车前子与山药配合在一起熬粥，味如炒面香，色如黑芝麻糊，且富含大量淀粉、皂苷、脂肪酸、黏多糖、氨基酸、微量元素及维生素等，能提高婴幼儿食欲，避免因饥饿引起进食不当而加

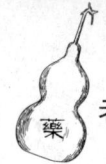

重消化功能紊乱，同时，补充了营养素，适于各年龄组，即使小婴儿食后也易于吸收消化。清代名医张锡纯有山药配车前子的"薯蓣苤苜汤"（薯蓣即山药，苤苜就是车前子），以其"治阴虚肾燥，小便不利，大便滑泻，兼治虚劳有痰作嗽。"所以说，这个偏方也是老祖宗传下来的。

有位张姓女士的小男孩已满2周岁，因为腹泻3天找到我，当介绍用上方治疗时，她觉得有点麻烦，我说那就用单味车前子煎水喝吧。于是我开了下方：

◎车前子煎

组成：车前子30克。

用法：车前子用纱布包裹，加水煎成400毫升左右，稍加白糖，每日1剂，频频饮服。

张女士的小男孩服了2剂，就不再腹泻了。她称赞我这个偏方灵验。我告诉她，这并不是我的发明，古人很早就有用单味车前子治疗腹泻的先例。然后，我给她讲了这样一个故事。

宋代大文豪欧阳修被任命为"参知政事"后，因饮食不慎而患"暴泻"病，日泻十余次。宋仁宗下旨令御医为欧阳修诊治，可暴泻仍然不止。一日，欧阳夫人说："街市上有人出售治疗腹泻的成药，三文钱一帖，据说很有效，偏方能治大病，何不买来一试？"欧阳修不太相信，他说："我们这些人肠胃与常人不同，不可轻易服用这些药。"夫人出于无奈，便想出一个办法，暗中嘱咐佣人去市上将药买回，谎称是某某名医所开之药，让欧阳修用米汤调服，岂料一服即愈。事后，欧阳夫人以实相告，欧阳修大喜，立即派人把卖药人请来，卖药人不敢隐瞒，当下如实回答说："所用之药只有车前子一味，因车前子能通小便、利水道，水道利则清浊分，清浊分则泻止矣。"欧阳修听了，频频点头，叹曰："国医不如草泽医。"

清代名医张锡纯《医学衷中参西录》也有记载："单用车前子两半（相当于今45克），煮稠粥，顿服之，治大便滑泻亦甚效验。"书中载述，有个姓黄的老妇人大便滑泻，看了好多大夫都没效果，张锡纯让用此法治疗，一服即愈，相当灵验。然而车前子必须用生的来煮，才能熬成粥，如果炒熟了就熬不成粥了。

小孩拉肚子，多由于胃肠有湿邪为患，即中医所说的"无湿不成泻""湿多成五泄"。治疗应当是用利湿止泻的方法，所谓"治湿不利小便，非其治也。"车前子利尿清热，《本草纲目》说它"导小肠热，止暑湿泻痢"，单味用药即有效。车前子还可治疗小儿单纯性消化不良引起的腹泻。有报道，将车前子炒焦研碎口服，4—12月龄的每次0.5克，1—2岁1克左右，每日3～4次。观察63例，服药后53例腹泻停止，大便恢复正常，平均2.1天治愈；6例大便减少，平均2.5天好转；4例无效。关于车前子产生如此效果的原因，一般认为是由于其利尿作用及促进消化液分泌，而有助于本病的治疗。

经验证明，车前子味甘性微寒，善渗湿利水，泌别清浊，临床止泻堪称妙品。《海上方》谓："曾闻水泻有何方，焦炒车前子最良，细末

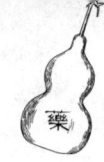

一钱调半饮，只消七剂即安康"。在古代，民间医者用车前子研末止泻，都是作为秘方使用。可见车前子止泻之功不比寻常。《药品化义》谓车前子"味淡入脾，渗湿下行，主治痰泻，热泻，……盖水道利则清浊分，脾斯健矣。"由于"水道利，清浊分"，肠道糟粕成形，便溺有节，则泻自止。小儿秋季腹泻，便下稀水，日夜无度，口渴引饮，精神萎靡，目凹囟陷，小便短少或无等脱水危重症患儿，车前子配红参、白术、茯苓、麦冬、山茱萸、赤石脂等，急煎频服，可短时间内转危为安，1～2剂则泻止。我在临床上用炒车前子30克、煨粉葛根10克、诃子皮6克，研成细末，每服1～2克，开水冲服，用于小儿泄泻不论新久均效，尤其适用于夏秋季腹泻。

此外，焦米汤可治婴幼儿腹泻。用法：将米粉放在锅内用文火炒至焦黄，加少量糖和水煮沸后服用。焦米汤有一定的热量，米粉炒热后可使部分淀粉转变成糊精，利于消化吸收；炒焦后的淀粉还有吸附肠内毒素及气体的作用，有收敛止泻作用。即使严重腹泻时也可食用。

苹果泥治婴幼儿腹泻效果也不错。用法：苹果切块，捣成果泥后食用。每天食苹果泥2～3次，每次30～60克。也可取苹果一个洗净切碎，约加盐1.0克，糖5克，水250毫升共煎汤，分2～3次饮用。适用于6月龄以上婴儿。苹果含糖及各种有机酸、鞣质和果胶，能吸附毒素，又能和脾生津、收敛止泻。

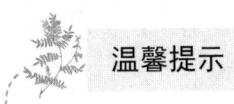

> **温馨提示**
>
> ## 婴幼儿腹泻不要滥用抗生素
>
> 小儿秋季腹泻约80%以上为病毒所致，或者由于饮食不当引起。用抗菌药物治疗不但无效，反而会杀死肠道中的正常菌群，引起菌群紊乱，加重腹泻。腹泻患儿不应绝对禁食，应多补充水分，特别是营养丰富的流质或半流质饮食。只要孩子能吃，精神好，给予适当的饮食，孩子即使腹泻次数多一些，也会逐渐好起来的。
>
> 要防止婴儿腹泻引起脱水。目前世界卫生组织（WHO）推荐使用的"口服补液盐"是最经济、方便又科学的口服补液办法。家庭中可选用"口服补液盐Ⅰ"散剂（内含A、B两小袋），适用于轻中度腹泻、呕吐等引起的轻中度脱水、低血糖、低血钠、代谢性酸中毒；重度脱水者在静脉补液使病情得到控制后可改用本品口服。用法：用A、B各1袋同溶于500毫升温开水中，小儿每千克体重50～100毫升，分4～6小时服完。此品禁止与牛奶、乳制品同用。

腹泻久不愈，试试山药粥

症　状　泄泻，经久不愈
老偏方　薯蓣粥；山药芑仁散

张老的小孙女，泄泻日久，羸弱已甚。张老前来咨询求方，说诸家医者所用之药，皆分毫无效。我当时想起了清代名医张锡纯的"薯蓣粥方"（薯蓣，即山药），与其方证甚合，遂嘱张老喂小孙女食用山药粥。服了数日，张老前来告知，小孙女服此粥后食欲稍振，精神转佳，泄泻次数虽有减少，但仍不止。我按张锡纯《医学衷中参西录》所载用法，嘱其加鸡子3枚煮熟，取其黄捏碎，调粥中服之，如此服了2次，腹泻就止了。以后再服山药粥巩固疗效，未再复发。

◎薯蓣粥

组成：干山药片1000克。

用法：轧细过罗，取其细粉40～60克，和水调入锅内，煮制成粥，待温服食。亦可据病

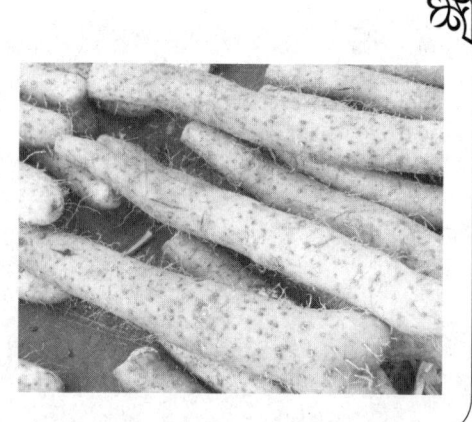

情在山药粉内加入其他中药粉或食品,同煮成粥服之,或少调以白糖亦可。每日2～3次,温热服食。一般以7～10日为1个疗程。病愈后继服1个疗程,每日1次,以资巩固。

功效:治阴虚劳热,或喘,或嗽,或大便滑泻,小便不利,一切羸弱虚损之证。

◎薯蓣鸡子黄粥

组成:即前薯蓣粥,加熟鸡子黄3枚。

功效:治泄泻日久,而肠滑不固者。

这个药方看似平淡无奇,其功却不可限量。中医学认为,山药味甘,性平。归脾、肺、肾经。能健脾养胃,补肾涩精,补益肺气,补脾止泻。《金匮要略》称薯蓣丸之补虚,以补脾胃为主。《本草从新》说它"色白入肺,味甘,归脾,补其不足,清其虚热,润皮毛,化痰涎。姜汁拌炒,固肠胃,止泻痢。肺为肾之母,故又益肾强阴,治虚损劳伤,脾为心之子,故又益心气,子能令母实,治健忘遗精。性涩,生捣敷痈疮,清肿硬毒,色白而坚者佳"。《本草求真》说:"山药,本属食物,古人用入汤剂,谓其补脾益气除热。然气虽温而却平,为补脾、肺之阴,是以能润皮毛、长肌肉,不似黄芪性温能补肺阳,白术苦燥能补脾阳也。"

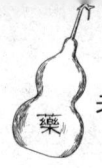

山药补虚，实以补脾为主。

明代医家张介宾《景岳全书·新方八阵》所载之养元粉，以山药配芡实、莲子、川椒、白糖调服，治久泻久痢。清代名医张锡纯《医学衷中参西录》用山药配白术、龙眼肉，治脾虚久泻；用薯蓣粥治久泻之肠滑不固；用山药送服三七粉、鸦胆子治久痢。《濒湖集验方》用山药配苍术等份，研末，以米饮冲服，治湿热虚泄等，均取其健脾之功。

现代研究表明，山药含有淀粉酶、多酚氧化酶等物质，有利于脾胃消化吸收功能，是一味平补脾胃的药食两用之品。不论脾阳亏或胃阴虚，皆可食用。临床上常用于脾胃虚弱、食少体倦、泄泻等病症。试验研究证明，山药能增强肠管节律性活动。

山药粥治脾虚久泻尤有殊功。对于腹泻肠滑水禁者，山药粥必加鸡子黄才能有显著效果。名医张锡纯认为，"盖鸡子黄，有固涩大肠之功，且较鸡子白，易消化也。"《本草纲目》说它能"补阴血，解热毒，治下痢"，《中国动物药》说它治"消化不良，腹泻"。

我在临床上，对于脾虚久泻的患者，还常向他们推荐服用苹果山药汤和山药薏仁散二则偏方，疗效比较满意。

◎苹果山药汤

组成：苹果500克，山药30克，麦芽30克，芡实10克。

用法：苹果洗净，切块备用。山药、

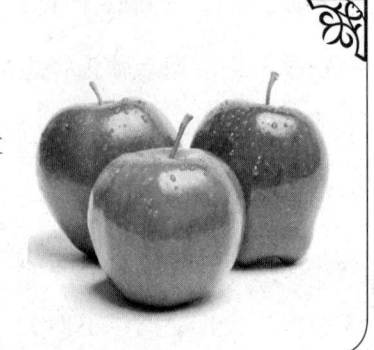

麦芽、芡实洗净与苹果一同入锅，加适量水，大火煮沸，小火熬煮1.5小时。早晚温服。

功效：益脾胃、助消化、止腹泻。

对于下消化道疾病，苹果具有辅助治疗功用，而且对于腹泻与便秘都有调治作用。慢性腹泻或者大便干结难解者，每日早晚空腹各吃一个苹果，症状可改善；非感染性水泻患者，吃煮熟的苹果有助于止泻。方中山药、麦芽健脾，消食，导滞；芡实健脾肾而固涩止泻。因而对脾虚久泻患者有较好疗效。

◎ 山药苡仁散

组成：生山药500克，薏苡仁1000克。

用法：二药分别研成细末，搅拌均匀后贮瓶备用。每次取50克，加水煮成糊状粥，可加白糖适量，每日2次，早、晚各服1次，连服半个月。

功效：本方对顽固性泄泻有较好效果。

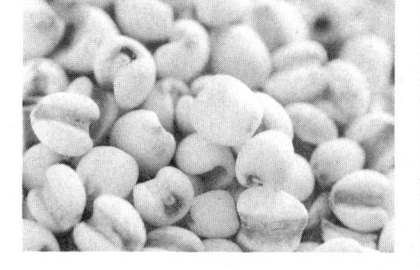

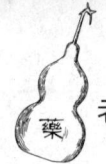

中医学认为，久泻主要与脾虚湿盛有关。所以，治疗久泻重在健脾、益肾、祛湿。方中山药味甘、性平，为补脾益肾之要药。此药补而不腻，不温不燥，最适合因脾虚、肾阳不足而引起的各类慢性泄泻；薏苡仁味甘、淡，性微寒，主要有健脾、利湿、止泻之功，尤擅利胃肠之湿。二药相伍，既补脾肾之虚，又化肠道之湿，起到和中止泻的作用。我们在临床上观察表明，本方可用于久泻（顽固性泄泻），发病半年以上，反复发作，大便时泻，水谷不化，每日1～2次或3～4次。对于类似西医学说的慢性结肠炎、过敏性结肠炎、肠易激综合征等均有良效。此药不仅治久泻效果明显，对婴幼儿消化不良（剂量可稍减，每次以15～20克为宜）也有良效。所以，治疗久泻不止，山药、薏苡仁是上好选择。

温馨提示

腹泻要注意饮食调理

腹泻严重者早期禁食给肠道适当的调整时间，缓解期可食用少油腻、少渣、高蛋白、高热量、高维生素的半流质食物，如细软少油的米汤、稀粥、面，以及淡茶水、果汁等。早期吃些清淡米汤，中期好转后最好吃面条等流质食品，这些食物既易于消化吸收，并含有人体所需的大量电解质，又可补充热量和维生素。遵循少吃多餐的原则。

宝宝厌食母心焦，须知还需饮食调

症　状　食欲减退或消失、食量减少
老偏方　消食脆饼；健脾开胃汤羹粥

俗话说："儿吃一口，娘喜心头。"可是就是有许多宝宝不肯吃饭，变得面黄肌瘦，不仅直接影响生长发育，而且造成抵抗力下降。同时有些宝宝还患有反复的呼吸道感染而成为爸妈的一块心病，这种情况医学上称为厌食症。

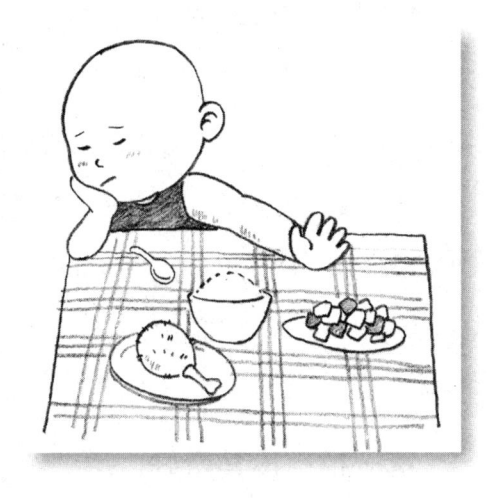

小儿厌食症是指长期的食欲减退或消失、以食量减少为主要症状，是一种慢性消化功能紊乱综合征，是儿科常见病、多发病，1—6岁小儿多见，且有逐年上升趋势，业已成为当今家长十分关注的问题。

不少的年轻父母都为自己的孩子不肯吃饭而伤脑筋，无论怎样劝诱、威胁，甚至打骂都无济于事。长期厌食对小儿生长发育必然产生不利影响。严重者可导致营养不良及多种维生素与微量元素缺乏，久之则可导致贫

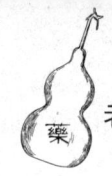

血、佝偻病及免疫力低下，不仅看起来"面黄肌瘦、个子矮小"，而且还会出现反复呼吸道感染，对儿童生长发育、营养状态和智力发展都有不同程度的不良影响。

为什么孩子会厌食？厌食的原因多与喂养不当有关，如饭前吃零食，吃饭不定时，生活无规律，以及家长缺乏正确的喂养知识，片面追求高营养的滋补食物，长此以往，不仅加重了孩子的胃肠负担，也超过了脾胃正常的运化能力。中医学认为，小儿脏腑娇嫩，脾胃功能尚不健全，强喂滥补，过犹不及，致伤脾胃，终致厌食。

因此，注意饮食调理是治疗小儿厌食的重要措施之一。如饮食按时、定量，不要让孩子吃得过饱，少吃零食，少吃甜食及肥腻、油炸的食品；要多吃些蔬菜和水果，努力做到食物品种多样，色香味俱全等，都有利于小儿厌食症的防治。厌食的食疗应以运脾、养胃、健脾为基本原则。但调理小儿厌食症不是食一两剂中药就能管用的，孩子又大多有拒药现象，因此，药膳食疗是最佳选择。如何食疗？巧用偏方，三招搞定！

第一招：投其所好，用"零食"来对付厌食

众所周知，小儿贪吃零食会导致厌食症。因此，专家们通常都建议"不吃或少吃零食"。这样的劝诫只能是说给孩子的母亲听，对那些爱吃零食的孩子说了也白说。怎么办？那就用一点类似于"零食"食疗偏方吧！

◎ 消食脆饼

组成：鸡内金1～2个,面粉100克,盐、芝麻各适量。

用法：将鸡内金洗净晒干或用小火焙干,研末。将鸡内金粉与面粉、盐、芝麻一起和面,擀成薄饼,置锅内烙熟,用小火烤脆即可。每日做1次,当作零食嚼服。

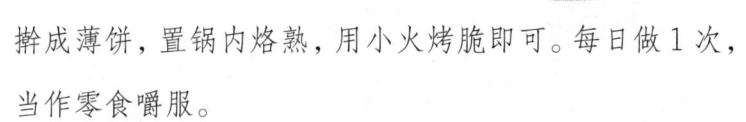

功效：健胃消食。可用于小儿食积不消、疳积、遗尿及食滞所致之呕吐泻痢等症。

◎ 枣肉鸡金饼

组成：大枣肉250克,生姜30克,生鸡内金60克,面粉500克,白糖少量。

用法：生姜煎汤,枣肉捣烂,生鸡内金焙干研细末,共和入面,做成小饼,烙熟或烤熟。每次食2～3个,每天2～3次。

功效：健脾养血,消食和胃。适用于小儿厌食症。因大枣被誉为"活的维生素丸",此方还对小儿因厌食所致的维生素缺乏症有辅助食疗功效。

◎锅巴饼

组成：锅巴1500克，炒神曲120克，炒砂仁60克，焦山楂（去核）120克，莲子肉（去心）120克，炒鸡内金30克，白糖适量。

用法：上药共研细末，加入适量米粉、白糖和匀，用水调和做成小圆饼，蒸熟或烙熟即可。提醒一下，烙饼火力不宜过大、时间不宜过长，以防药性挥发，影响疗效。每次用量不拘，每日2次，可连服1周。

功效：健脾开胃、清热化湿、增进食欲。用于湿热蕴积脾胃之小儿厌食症，并能消肉食积滞，具有口感好，小儿乐于接受的优点。

◎蒸肉糕

组成：糯米500克，干莲子250克。

用法：莲子洗净，清水泡发，

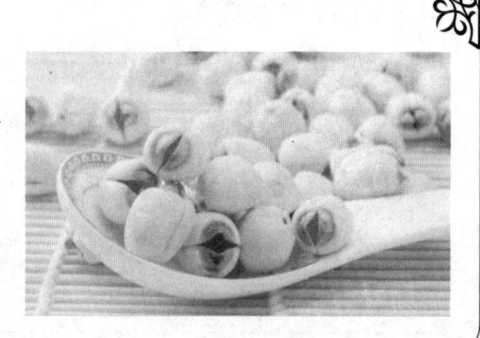

去心，入锅，加水适量，煮至熟烂，揉搓成泥。糯米洗净，与莲肉泥混合均匀，加入少量水，入大碗或小盆中，隔水蒸熟。凉后置干净的案板上压平，切成块状，装盘。上面撒上白糖，即可食用。每次2～3块，每日2～3次。

功效：清心健脾、养心安神、止泻涩遗。适用于小儿脾虚胃热，饮食乏味，脾虚泄泻，吵夜、遗尿等症。

◎ 参苓白术糕

组成：党参90克，白术60克，茯苓、扁豆、薏苡仁、山药、芡实各180克，陈皮45克，糯米粉、米粉各1500克，白糖500克。

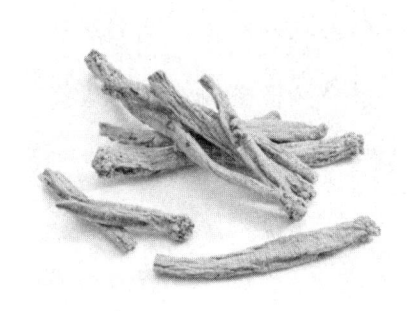

用法：将上列诸药晒干，研为细末，与糯米粉、米粉、白糖共同混匀，用水调面，加适量发酵粉发酵，入蒸锅蒸为甜糕，待熟后切为小块，作主辅食均可。每天3次，每次30～60克，连服7～8天。

功效：补脾健胃。适于小儿脾胃虚弱、食欲不振。

◎ 麦芽山楂糕

组成：大麦芽100克，山楂50克，糯米(炒)150克，白糖75克，为末拌匀。

用法：入少量蜂蜜，压成方块糕，常食之。

功效：对小儿消化不良，食欲不振者尤宜。

◎ 糖渍金橘

组成：新鲜金橘、白糖各500克。

用法：将金橘洗净，压扁，去核，放入瓷器内，加白糖250克拌匀，腌渍1昼夜，待金橘浸透糖后，放入锅内，加水少许，烧沸后以文火熬至汁液耗干，离火，候凉，再拌入白糖250克，然后放入搪瓷盘内，风干数日，即成金橘果脯，装瓶备用。随意食用。

功效：理气开胃、消食化痰。适用于小儿厌食、食欲不振、消化不良、胸闷腹胀、痰多。

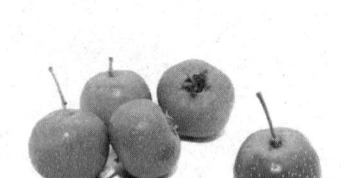

第二招：曲意逢迎，"挑食"就让花样翻新的汤羹粥任你"挑"

孩子也会"喜新厌旧"，饮食偏爱新花样，那就不妨迎合一下宝宝的心理吧。办法有很多，记住4个字。

一是在"变"字上下功夫。主食、副食不要天天都是"老面孔"，要经常变换新花样，学几门烹饪技艺，在宝宝面前露几手，让宝宝夸赞味道好。感觉味道好，自然吃得饱。

二是在"混"字上玩技巧。譬如炒胡萝卜，宝宝不喜欢吃。那就把胡萝卜剁碎了，掺上瘦肉碎、虾仁泥，拌成馅，包水饺或做成小汤丸，保证宝宝喜欢吃。

三是从"带"字上去诱导。作为家长，您先别"偏食""挑食"。饭菜上桌了，演一曲双簧来诱导——妈妈"王婆卖瓜，自卖自夸"，爸爸赞不绝口，带头叫好。大人们吃得津津有味，准能把宝宝的"馋虫"逗出来。

四是在"配"字上多用脑。多做组合菜，荤素搭配，相互借味，五味调和，营养互补，以补益精气。饭菜宜多样化，讲究食物的色香味，以促进孩子的食欲。汤羹类养胃生津，粥能补胃气生津液，配以健脾消导药来调理小儿厌食症，是给爸妈的不二选择。

◎ **参药鹌鹑汤**

组成：鹌鹑1只，党参10克，淮山药10克。

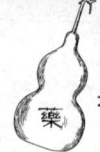

用法：鹌鹑宰杀后去毛及内脏，洗净，加党参、淮山药，共煮熟，去药渣，加盐、葱花等调味品即可食用。分2～3次食汤与肉。

功效：健脾益气、清利湿热、开胃消滞。适用于小儿消化不良、食欲不振、身虚体弱、咳嗽哮喘等症。

◎ 谷麦芽鸭胗汤

组成：谷芽20克，麦芽20克，鲜鸭胗1个，蜜枣2枚。

用法：鲜鸭胗洗净，剖开撕下鸭内金，与谷芽、麦芽、蜜枣同放入锅内，加适量清水煲1小时，分1～2次饮汤食鸭胗。

功效：健脾开胃、助消化。对脾虚食欲不振或厌食之小儿尤为适宜。

◎ 沙参玉竹猪肚汤

组成：沙参15克，玉竹15克，猪肚200克，蜜枣3枚，精盐、味精各少许。

用法：将猪肚洗净，切小块，与沙参、玉竹、蜜枣同放锅内，加适量清水，锅上火煲2小时，以盐、味精调味，即可食用。

功效：养胃阴、生津液、健脾胃。适用于不思饮食或知饥而少食、口干多饮、形体消瘦、大便干结等症状。

◎三神汤炖猪肚

组成：山药10克，茯苓10克，薏苡仁10克，猪肚片100～150克。

用法：形体偏瘦，面色少华加桃金娘果；大便夹有不消化残渣或不成形加芡实；皮肤干燥、欠润加白芍。上药与猪肚适量加水炖熟，即可食用，每日1次，连服5次为1个疗程。

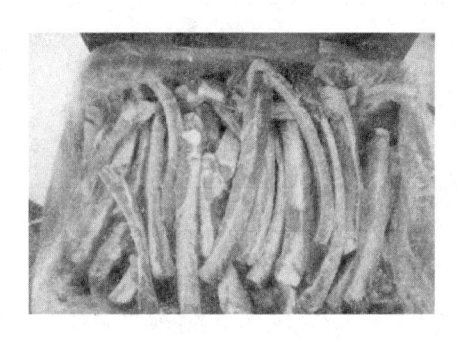

功效：健脾益气。适用于脾胃气虚之厌食症，面色少华，形体消瘦，大便不成形，易汗出等。一般服用1～3剂后食欲增加，大便成形，5剂后汗出减少，面色改善。

◎姜橘鲤鱼汤

组成：鲤鱼1条（约500克），生姜30克，橘皮10克，胡椒1克，盐、葱各少许。

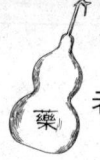

用法：将鲜鲤鱼去鳞，剖腹去内脏，洗净，将上列各药用纱布包好，塞入鱼腹，加水适量，小火炖熟，加盐、葱调味。空腹喝汤食鱼，每天1剂，分2次服，连服数天。

功效：补脾健胃。适用于小儿脾胃虚弱、厌食。

◎米汤鹌鹑蛋

组成：大米50克，淮山药20克，薏米30克，鸡内金6克，鹌鹑蛋3个，糖15克。

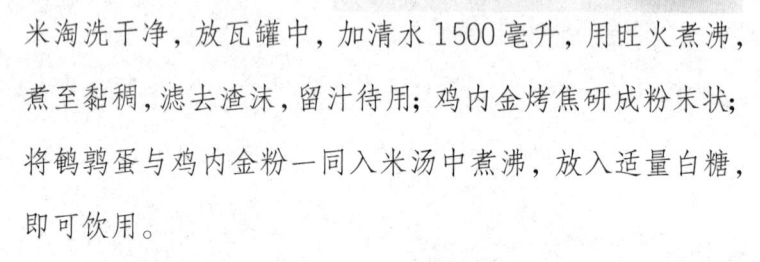

制法：将大米、淮山药、薏米淘洗干净，放瓦罐中，加清水1500毫升，用旺火煮沸，煮至黏稠，滤去渣沫，留汁待用；鸡内金烤焦研成粉末状；将鹌鹑蛋与鸡内金粉一同入米汤中煮沸，放入适量白糖，即可饮用。

功效：消食健脾。对小儿厌食症、小儿消化不良、小儿营养不良及小儿大脑发育迟缓有一定的帮助。

◎蘑菇鸡糜羹

组成：鸡肉糜100克，鲜蘑菇50克，精盐、鸡汤、素油、调料、水淀粉等各适量。

用法：取鸡胸脯或鸡腿肉剁成糜约100克，鲜蘑切碎，油入锅置火上，将上两物入油锅煸一下，加鸡汤适量煮沸，加入调味料后乘沸加入水淀粉调入薄芡，可常食。

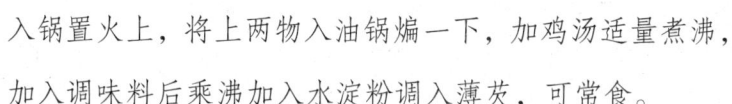

功效：开胃健脾、提高食欲。

◎鸭肫山药粥

组成：鸭肫1个，山药20克，薏米、粳米各20克，生姜、大枣各适量。

用法：将鸭肫洗净切碎，山药、薏米、生姜、大枣、粳米洗净入锅加清水，武火煮开，文火慢熬，粥成加盐调味即成。

功效：鸭肫健胃消滞，与山药、薏米、粳米共熬粥，适用于由脾胃气虚、中气不足引起的厌食症。

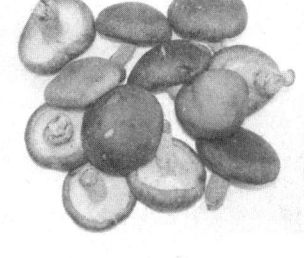

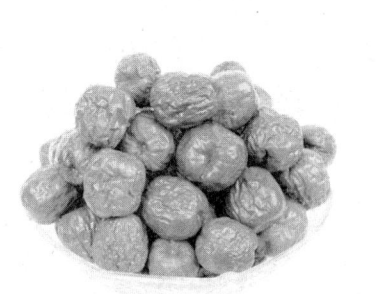

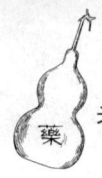

◎ 山楂神曲粥

组成：山楂 30 克，神曲 15 克，粳米 100 克，红糖 6 克。

用法：先煎山楂、神曲，取汁去滓，后煮米沸开，和入药汁，煮成稀粥，加红糖，趁热食之。

功效：消食化滞。本方对饮食积滞所引起的腹胀、腹泻、嗳腐吞酸、食欲不振等有良效。

第三招：择其所爱，鲜美甘润的饮品令孩子胃口大开

冷饮和甜食，口感好，味道香，孩子都爱吃，但这两类食品均影响食欲，中医学认为，冷饮损伤脾胃，西医认为会降低消化道功能，影响消化液的分泌；甜食吃得过多也会碍胃，这两类食品饱腹作用强，影响吃正餐，所以要有节制。最好安排在两餐之间或餐后 1 小时内。择其所爱，自制健脾开胃的果汁饮料以适其所爱，既能调理小儿厌食，又能补充营养，可谓两全其美之策。

◎ 三鲜消滞饮

组成：鲜山楂 20 克，鲜萝卜 30 克，鲜青橘皮 6 克，冰糖适量。

用法：将鲜山楂、鲜萝卜、鲜青橘皮洗净，切丝，共入锅加水适量，用旺火烧开后改用文火煨半小时，然后用干净纱布过滤，弃渣取汁后，加入冰糖继续煮沸即成。每次 20～30 毫

升，每日3次，连饮3日为1个疗程。

功效：健脾行气、助消化、散结消滞。适用于积滞伤脾之小儿消化不良及厌食症。

◎西瓜、西红柿汁

组成：西瓜、西红柿各适量。

用法：将西瓜去皮及籽留瓤，西红柿开水烫一烫剥皮，将二者同榨汁，收集于干净器皿中，作饮料，随意饮之。

功效：清热、消积、健胃。适用于小儿厌食、脾胃积热。

◎草莓汁

组成：草莓3～4个（约50克），水20毫升。

用法：将草莓洗净、切碎，放入小碗，用勺碾碎，然后倒入过滤漏勺，用勺出汁，加水拌匀。用榨汁机制成的汁会有一层沫，用小勺舀去，再加水调和。

功效：中医学认为，草莓具有助消化、防便秘、养肝明目的功效。草莓被誉为"水果皇后"，含有丰富的果胶和不溶性纤维，

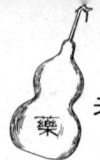

> 可以帮助消化、通畅大便。所含的胡萝卜素是合成维生素A的重要物质，具有养肝明目的作用。

◎ 胡萝卜苹果汁

组成：苹果1个，胡萝卜1/2根，菠萝片1份（约20克），冷开水50毫升。

用法：将苹果及胡萝卜分别洗净、切丁，并与菠萝片及少量冷开水一起加入果汁机中磨碎榨汁，倒入杯中即可饮用。如果家里没有榨汁机，可以用勺刮下苹果肉，放小汤锅中加少许水熬煮成苹果汁。

功效：此果汁健胃消食，增进食欲，还能提供丰富的胡萝卜素、维生素C及膳食纤维。

需要提醒的是，食疗的同时要注意小儿情绪调理。不要随便责骂孩子，特别是在进食的时候。不要强迫孩子吃饭，要解除孩子的紧张情绪。遵循中医"胃以喜为补"的原则，应从患儿喜爱的食物来诱导开胃，暂不考虑营养价值如何，待其食欲增进后，再按需要进补。千万不要强制孩子吃过多的"高级营养品"或补药。

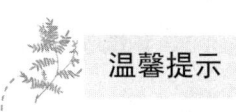

> **温馨提示**
>
> # 厌食补锌有必要
>
> 研究已证实，机体缺锌是小孩偏食厌食的主要原因。因为微量元素锌是唾液中味觉素的重要组成，小孩缺锌会导致黏膜增生和角化不全，使大量脱落的上皮细胞堵塞了味蕾小孔，食物难以接触到味蕾，从而降低味蕾的敏感度，使味觉功能减退，影响味觉和食欲，最终引起偏食厌食症。
>
> 目前，冠以补锌的保健品较多，虽然小儿厌食补锌是必要的，但锌制剂还是应该在医生指导下选择应用。建议给孩子吃一些补锌产品之外，还要注意的就是食补，要在通过调整饮食结构的前提下，让孩子在日常生活中多吃一些含锌量丰富的食物。多吃含锌高的食物是最有效的补锌方法。
>
> ◆ **富含锌的动物食品** 锌元素主要存在于海产品、动物内脏等动物性食物中，并且动物性蛋白质分解后所产生的氨基酸还能促进锌的吸收，所以补锌应以动物性食物为主。如牡蛎、海产品（如海带、紫菜、鱿鱼、黄鱼等）、蟹肉、牛肉、羊肉、猪瘦肉、动物肝、蛋、奶等，每百克动物性食品中大约含锌3～5毫克，其中，牡蛎的含锌量最高，每百克牡蛎含锌100毫克，居含锌食物排行之首。

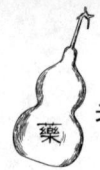

◆ **富含锌的谷物、坚果类食品** 大豆及大豆制品，粗制完整的谷类食物均含有锌，花生、芝麻、可可、核桃、西瓜子等。

◆ **含锌的果蔬类食品** 一般水果、绿色蔬菜也含有锌，其中萝卜、大白菜、芹菜含锌量较丰富。平时只要饮食合理安排好，一般不会造成缺锌。

需要提醒注意的是，食物过度加工，会使锌遭受破坏。因此，烹调食物时要控制好火候，以减少锌的流失。

痢疾腹痛拉肚子，治痢首选马齿苋

症　状　痢疾，腹痛、腹泻、脓血便伴里急后重
老偏方　马齿苋白糖茶；马齿苋扁豆花饮；马齿苋粥

细菌性痢疾是由痢疾杆菌引起的一种常见的肠道传染病。临床表现以畏寒、发热、腹痛、腹泻、脓血便和里急后重为主要特征。重者可出现高热、惊厥、昏迷、休克而危及生命，故小儿细菌性痢疾的急性期应予以高度重视。该病根据病情轻重及时间长短，可分为急性和慢性两类。

中医治疗本病根据病史、病程长短及症状区分暴痢和久痢。急性期治疗多清解、利湿、调气，慢性期治疗多以温补脾肾为基本原则，总以清解化湿导滞为主。

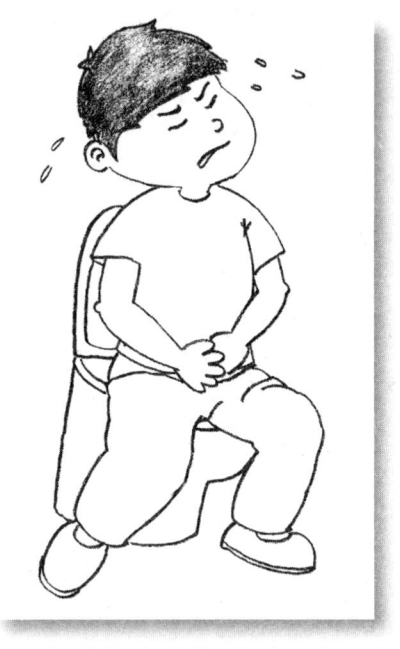

1. 湿热痢

痢下赤白脓血、日行十余次至数十次、腹痛、里急后重、肛门灼热、

小便短赤、口苦而黏、或伴寒热、舌质红、苔黄腻、脉滑数。治宜清肠化湿、调气活血。湿热痢疾是小儿常见证型，用马齿苋食疗有显著疗效，其法有以下3种。

◎马齿苋白糖茶

组成：马齿苋50克，白糖10克，茶叶10克。

用法：将马齿苋、白糖、茶叶同放砂锅中，加水适量，煎煮片刻，取汁代茶饮服，连服3～5天。

功效：清热、解毒、止痢。适用于湿热型痢疾。

◎马齿苋扁豆花饮

组成：马齿苋（鲜品）100克，白扁豆花100克。

用法：将马齿苋、白扁豆花洗净，同入锅，加水2碗，煮沸改小火慢煎10分钟。滤药液弃渣。每日1剂，代茶饮之。

功效：健脾化湿、清热解毒、止渴止泻痢。适用于小儿红白痢疾、伴发热、腹痛腹胀、口渴、不思饮食。

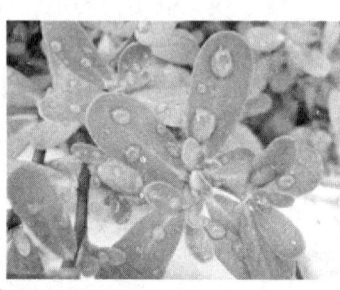

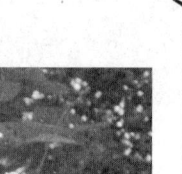

◎马齿苋粥

组成：马齿苋30克（鲜马齿苋60克），粳米100克。

用法：将马齿苋洗净，切成六分长的节，粳米淘净。粳米放入锅内，加马齿苋，清水适量，用武火烧沸后，转用文火煮至米熟即可。每日2次，早、晚餐食用。

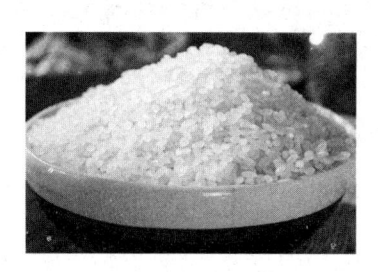

注意：清热止痢、慢性脾虚泻者忌服。

马苋菜，我县民间俗称"马蜂菜"，在上海被称为"保健菜"，是一种特色野菜。因其生命力极强，又有"长寿菜"之称。通常匍匐，无毛，茎常带紫色。叶对生，倒卵状楔形。夏季开花，花小型，黄色。果圆锥形、盖裂。常生于园地或荒地。因其茎叶为肥厚肉质，叶片倒卵形，多并排生长如马齿状，且性滑利似苋，故名。有的地方又叫"马马菜"或"麻绳菜"，还有"安乐菜""长命菜"之美誉。

马齿苋堪称"天然抗生素"。现代研究表明，马齿苋对伤寒杆菌、大肠杆菌、痢疾杆菌有显著的抑制作用，故有"天然抗生素"的美称。马齿苋含有能抑制胆固醇和三酰甘油的生成，起着保护心血管作用；含有能促进胰岛腺分泌胰岛素、调节人体内糖代谢，保持血糖恒定；马齿苋含有镁、铜、锰、锌等微量元素和钾盐及苹果酸、葡萄糖、胡萝卜素、B族维生素、维生素C等营养物质。常食马齿苋，不仅可以补充身体营养，

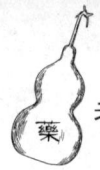

而且绝无增高胆固醇之忧，实为天然佳蔬良药。

马齿苋具有清热解毒、散血消肿功能，是治疗痢疾的要药。马齿苋对大肠杆菌、痢疾杆菌、伤寒杆菌等均有较强的抑制作用，特别是对痢疾杆菌的作用很强，所以，马齿菜适宜患有急慢性痢疾肠炎以及膀胱炎，尿道炎（轻度尿道畸形也可）的人服食。与猪苓配伍治结肠癌，与赤芍配伍治膀胱癌；对肺结核、骨结核、淋巴结核有疗效；若以本品加粳米煮粥食，不着盐醋，空腹淡食，可治血痢；与黄芩合用，治急性肠炎；与车前草合用，治尿路感染；鲜品捣敷，治腮腺炎。

对于小儿痢疾特别是湿热痢者，还可选择下列食疗方辅助治疗。

◎银蒜茶合剂

组成：紫皮大蒜1000克，茶叶（普通绿茶）1200克，金银花320克，生甘草120克。

用法：将大蒜去皮，用绞肉机绞碎后，加少许凉白开，用纱布挤其汁；茶叶用2000毫升沸水浸泡半小时，过滤取汁；甘草、金银花加水1600毫升，用瓦罐以文火煎煮，浓缩成800毫升，以纱布过滤取汁。将以上三液混合，加入适量白糖或红糖及开水，配成4000毫升，装瓶待用。小儿每次5～10毫升，每日3次。

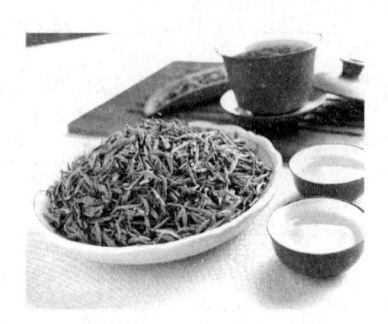

痢疾腹痛拉肚子，治痢首选马齿苋

◎ 大蒜绿茶饮

组成：独头蒜1个，绿茶叶30克。

用法：独头蒜剥皮洗净，与茶叶一起入锅，加水3碗，煮沸20分钟即可。

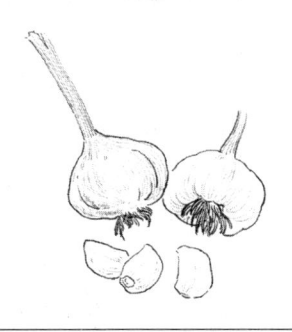

◎ 绿茶蜂蜜饮

组成：绿茶叶2克，蜂蜜适量。

用法：绿茶叶用沸水冲泡5～10分钟后，加蜂蜜适量。每日3次，每次饮茶水1杯。连服数日，可治痢。

功效：杀菌收敛、除烦止渴、治痢降火。

◎ 龙芽茶

组成：龙芽草（即仙鹤草嫩芽）、陈茶叶各10克。

用法：将上二味加水同煎，取汁即成。每日1剂，不拘时温服。

功效：清热利湿、止痢止血。适用于赤白痢。

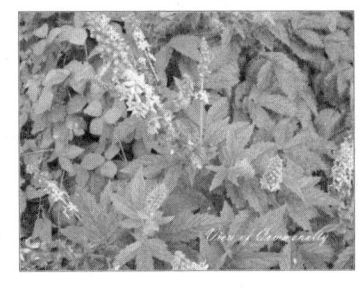

061

◎连梅止痢茶

组成：胡黄连20克，乌梅肉20克，灶心土20克，腊茶适量。

用法：将前3味中药研成细末备用。每日2次，每次取药末5克，加腊茶5克，煎汤，候温饮用。

功效：清热利湿、敛涩止痢。适用于湿热久恋之久痢不止。

◎墨旱莲红糖饮

组成：墨旱莲75克，红糖15克。

用法：新鲜墨旱莲洗净，入锅，加水2碗，煎至1碗，滤出药液；再加水1碗，煎10分钟后，滤出药液弃药渣。二次药液合并，加红糖，继续加热至沸即可。每日1剂，分2～3次服完。

功效：滋补肝肾、凉血止血、抑制细菌生长。用于小儿痢疾、脓血便。

◎咸椿芽炒鸡蛋

组成：咸椿芽100克，新鲜鸡蛋1～2个，味精、腊猪油适量。

用法：咸椿芽切碎，置碗内，打入鸡蛋，搅拌均匀，加味精调味。炒锅置火上加热，倒入腊猪油，油八成热时，倒入椿芽鸡蛋，炒熟（越嫩越好）。趁热1次吃完，1日2次。连续服用，病愈为止。

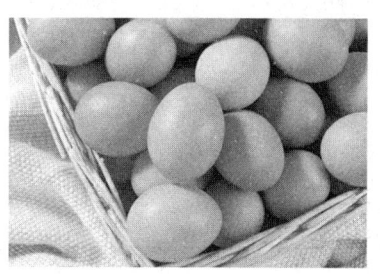

功效：消炎解毒、止血止痢。适用于小儿细菌性痢疾，伴腹胀、腹痛、大便带血。

◎荠菜汤

组成：新鲜荠菜一把（约50克，连根）。

用法：荠菜洗净，晾干，用火烤成炭状，研末。荠菜炭末5克，用温开水冲服。1日3次空腹服下，连续数日。

功效：清热止血、止赤白痢。用于小儿急性细菌性痢疾、伴里急后重。（《野菜妙用》）

◎鱼腥草粥

组成：鱼腥草50克，粳米100克，盐少许。

用法：先将鱼腥草洗净，切成颗粒状。粳米淘净。再将粳米、

> 鱼腥草放入锅内,加盐、清水适量,用武火烧沸后,转用文火煮至米烂成粥即可。每日2次,早晚餐用。
>
> 功效:清热止痢。用于湿热痢。

2. 寒湿痢

痢下赤白,白多血少或纯为白冻便、腹痛、里急后重、中脘饱闷、饮食无味、纳呆、苔白厚腻、脉濡或濡缓。治宜辛苦开降、清肠温中。

> ◎ 姜茶饮
>
> 组成:生姜10克,茶叶10克,粟米30克。
>
> 用法:三味共加水500毫升,煎至250毫升。每日1~2剂,温服。
>
> 功效:温中健脾、化湿止痢。用于寒湿阻滞中焦,痢发初起伴有腹痛者。

> ◎ 茶姜冲剂
>
> 组成:红茶200克,鲜生姜汁200毫升,白糖500克。

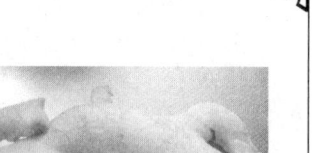

用法：红茶加水适量煎煮，每20分钟取煎汁1次，加水再煮，共取煎液3次，合并煎液再用小火煎熬浓缩；到将要干时加入鲜姜汁加热至黏稠停火，待温后拌入干燥白糖粉将煎液吸净，混匀，晒干，压碎装瓶备用。每次10克，每日3次，以沸水冲服，连服7～8天。

功效：健脾利湿。用于小儿脾虚湿滞之痢疾。

3. 虚寒痢与休息痢

痢疾经久反复，下痢溏稀夹有黏白冻，或紫暗血色，甚则滑泄不禁、脱肛，腹部隐痛怕凉，倦怠畏寒，腰酸神疲，饮食减少，舌淡苔薄白，脉细数。治宜温补脾肾，收涩固脱。还有一种休息痢，下痢时发时止，缠绵不愈，临厕腹痛，里急后重，大便夹有黏白冻，或赤血色，舌质淡，苔薄白，脉濡数或虚数。治宜温中清肠，佐以调气化滞。

◎ 秘传罂梅茶

组成：罂粟壳、甘草、红茶、红糖各7.5克，乌梅、胡椒各4个。

用法：将上药共加水煎取药汁，分2次温饮，每日1剂。该方系

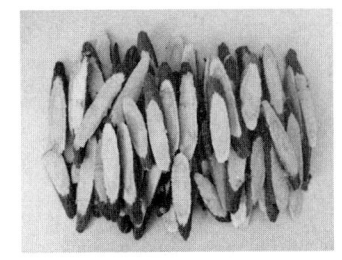

唐山市昌黎区梁明轩医师之祖传秘方，曾治愈无数痢疾患者。

功效：温中和胃、涩肠止痢。适用于赤白痢、久痢不止等。

◎山楂炭饮

组成：山楂炭50克，红砂糖适量。

用法：将干山楂肉置炒锅内炒成褐色炭状（存放），研末，装瓶备用。取山楂炭末5～10克，加红砂糖适量，开水冲服。1天2次，连服3天。

功效：消食化积，对痢疾杆菌有抑制作用。适用于小儿菌痢，脓血便。

◎乌梅姜茶饮

组成：乌梅10克，绿茶叶2克，生姜3克，红糖适量。

用法：乌梅洗净，生姜洗净连皮切成细丝状。将乌梅、生姜丝、绿茶叶同入锅，加水2碗，煮沸改小火煎至1碗。滤出

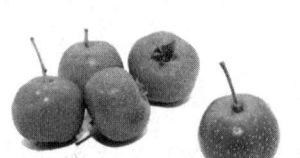

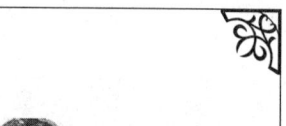

药液，加红糖适量调味。饮汤，1日3次。如治阿米巴痢疾，连服7天为1个疗程。

功效：健脾和胃，止久泻、久痢，治细菌性痢疾，病愈后停服。

◎ 大蒜白及粥

组成：紫皮大蒜15克，白及粉5克，粳米50克。先将大蒜去皮，洗净，切成段；粳米淘净。再把大蒜放入沸水锅内，煮一分钟捞出。继而将粳米放入煮蒜的水内，用武火烧沸后，转用文火煮至米烂成粥，再将蒜重新放入粥里，煮熟即成。每日2次，早晚餐食用。

功效：消炎止痢，用于小儿细菌性痢疾的辅助治疗。

◎ 紫皮蒜粥

组成：紫皮蒜头1～2个，粳米50克。

用法：大蒜剥皮洗净，粳米淘洗干净，二者同入锅，加水2碗，煮成粥。每日2次，代早、晚粥吃。较小儿可分多次吃完。

连服 3～5 日。也可将蒜瓣捣成泥状，加盐少许，以热馒头蘸蒜泥吃，食后 2 小时内不饮水，效果更好（怕吃辣的儿童免用）。或大蒜头蒸熟，直接食用，每日 3 次，每次 1 头。

功效：补脾和胃，收敛止血，杀菌止痢。适宜于小儿痢疾，腹痛下痢，大便中带红、白黏液。

◎鹌鹑生姜赤小豆粥

组成：鹌鹑 1 只，赤小豆 50 克，生姜 3 片。

用法：鹌鹑杀死后，去毛及内脏，洗净，切成小块。赤小豆、生姜洗净与鹌鹑块一同入锅，加水适量，煮至肉熟豆烂即可。捞弃姜片。每日 1 剂，连服数天。

功效：补益五脏、清热解毒、止泻痢。用于小儿红白痢疾。

◎藕汁蜜糖膏

组成：鲜藕 750 克，红糖 200 克，蜂蜜适量。

用法：藕洗净捣碎，绞汁。将藕汁与红糖一起入锅，加热

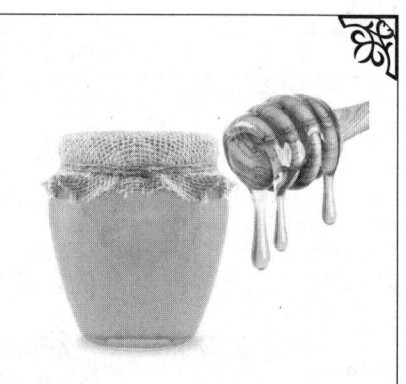

慢熬成膏状，再加入等量的蜂蜜，继续加热至沸，趁热装瓶备用。每日2次，每次1匙，以沸水冲化饮服。

功效：养胃滋阴、凉血止血、止泻痢。

◎ 乌梅冰糖膏

组成：乌梅500克，冰糖500克，白糖适量。

用法：干乌梅用水快速冲洗干净，加清水2碗泡发半日，然后入锅煎煮，至乌梅六成熟时，捞出乌梅去核，用刀将乌梅肉切成细粒。将冰糖砸碎，与乌梅肉一同倒入原乌梅汁锅中，继续加热至沸，改小火慢煎收汁成膏。稍凉，倒入铺有一层白糖的大盘中，撒上白糖一层，装瓶备用。每次1匙，用开水冲化后饮服，每日3次，饭前服用。

功效：用于小儿细菌性痢疾，伴腹痛、食欲不振、口渴。

◎ 黑木耳红糖饮

组成：黑木耳5～10克，红糖30～60克。

用法：将黑木耳洗净，加水1碗，煮沸10分钟，加入红糖煮沸即可。吃木耳喝汤，每日2次，连服3～5天。

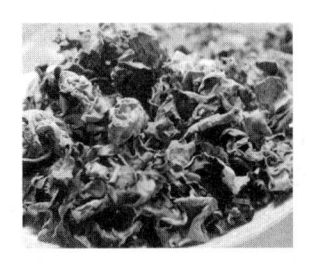

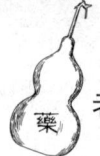

功效：滋阴、益胃、活血、润燥，止血痢。可用于小儿痢疾，便中带血。(《木耳妙用》)

◎ 山楂建曲饮

组成：山楂10克，建曲5克，红糖或白糖适量。

用法：将山楂、建曲同入锅，加水2碗，大火煮沸5分钟，小火煎汤剩1碗即可。滤出药液，趁热加入食糖适量调味。每日3次，趁热饮汤。

功效：消食化滞，抑制痢疾杆菌的生长。可用于小儿急性细菌性痢疾，伴腹胀、腹痛、脓血便、口渴。

◎ 石榴皮茶

取石榴皮15克，洗净切片，加水煎服，每日代茶频饮，可用于治疗休息痢，症见下痢时发时止、日久难愈、饮食减少、大便夹有黏液或见赤色。

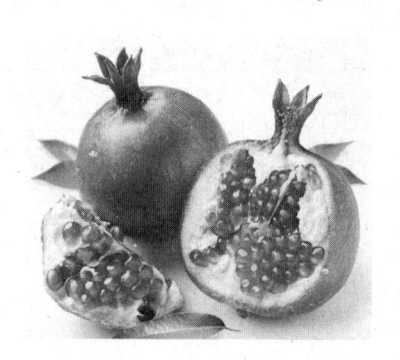

◎淮山药酥

组成：淮山药250克,黑芝麻10克,白糖100克,植物油适量。

用法：淮山药去皮,切成菱角块状。黑芝麻炒香待用。将锅烧热,放植物油,烧至油六成热时,放淮山药块入锅,炸至淮山药块外硬内软,浮在油面时即可捞出。烧热锅,用油滑锅,放白糖,加清水少许,煮至糖汁呈米黄色,用筷子挑起糖汁成丝状时,将淮山药块倒入,不停地翻动,使淮山药块外面包上一层糖浆,然后撒上黑芝麻即成。当点心食用。

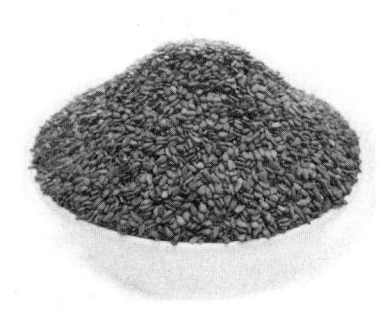

功效：用于脾虚久痢。

《惠直堂经验方》载有封脐膏治小儿痢疾方,系清代文人陶承熹辑家藏及所收集之医方编成的。配制与用法：大黄、黄芩、黄柏、枳实各30克,槟榔24克,黑白牵牛子各9克,当归、槐花各15克,地榆30克,木香(后入)9克,麻油250毫升,黄丹120克。以上熬成膏,摊贴脐上。白多者,先用生姜3片、茶叶3克,煎汁加红糖9克内服;赤多者,或口噤者,用川连、地榆各3克,茶叶2.5克煎服。服后贴膏药即效。

此外,清代外治大师所著《理瀹骈文》有回春泻痢膏(诃子肉、干粟壳、赤石脂各120克,煅龙骨60克,乳香、没药各15克,熬膏),用于治

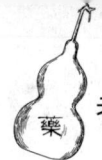

小儿久痢，为贴脐法。《理瀹骈文》还有用吴茱萸、附子醋调贴足心，《卫生易简方》用蒜捣烂敷足下等，应用亦较为多见。

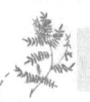

温馨提示

小儿菌痢须防治结合

　　本病一年四季均可发生，以夏、秋季节发病为多，儿童发病率较高。主要是通过污染细菌的食物、饮水和手等经口感染。因此要教育孩子从小养成良好的卫生习惯，饭前便后洗手，不吃生冷蔬菜、瓜果及不洁食物等。对患儿要进行隔离并给予药物治疗，同时还可采用饮食疗法，使患儿及早康复。

　　本病饮食治疗的目的是减少肠道刺激，缓解病人腹泻症状，防止和纠正水电解质平衡。在发热、腹痛、腹泻明显时，应禁食，当症状稍有减轻时，可进食清淡、营养丰富、易消化、脂肪少的流质饮食。如藕粉、米汤、果汁、菜汁、禁饮牛奶、豆浆及易产气的饮食，以保证肠道的充分休息，要补充水分和电解质。每日6餐，每餐200～250毫升。发热，腹泻症状好转后，可食少渣无刺激性饮食，由少渣、少油半流过渡到半流、软食或普食。可食用粥、面条、面片、小馄饨、豆腐、蒸蛋羹、小肉丸、鱼丸、烧鱼、菜泥等，每日可3～5餐，量不宜过多。应多饮水，改善脱水和毒血症，利于毒素的排泄。禁食油煎或油炸食物，芹菜、韭菜、萝卜、咖啡、浓茶、刺激性调味品，生冷食物，待肠道病变康复后再食用普通膳食。

小儿便秘重食疗，菠菜香蕉汤羹调

症　状　便秘
老偏方　麻油拌菠菜；香蕉粥

在日常生活中，小儿正常的排便次数每天为一到三次，大便颜色与小儿的饮食、就餐次数等有关系。一旦宝宝出现便秘现象就会使家里人特别担心，患病后会刺激肛门，影响肠胃，更会危害身体健康。

儿童正处在生长发育阶段，本身就容易产生内热，如多食肥甘厚味而且偏食、不吃蔬菜水果，时间长了就可能造成消化功能下降，让食物过长时间滞留在肠道内，又生内热，两热相加，损伤体内津液，形成便秘。

还有，儿童在生长过程中，各个器官发育不成熟，但其"纯阳之体"更喜爱寒凉之物。适当吃点无大碍，过多容易伤脾胃，造成脾胃虚弱。脾胃虚，消化功能就下降，使食物停留肠中时间延长，水分再吸收，形成便秘。有经验的宝妈是能够从状态中分析出小朋友身体状况的，并能分析出引起小儿便秘的原因。对于小儿便秘的调治，因药物大部分味苦，多数小朋友不予配合，且是药三分毒，所以食疗无疑是一种简便易行之法。

1. 热秘

小儿便秘常因饮食不节，乳食停滞，食物积滞则化热，故热秘者为多。表现为大便干燥、坚硬，腹胀且痛，烦躁哭闹，口气臭秽，手足心热，小便短少。治以清热消导。

小儿便秘重食疗，菠菜香蕉汤羹调

◎ 麻油拌菠菜

组成：鲜菠菜250克，麻油15毫升。

用法：将菠菜洗净在沸水中氽3分钟取出，用麻油拌食。每日2次，连服数天即可有效。

功效：菠菜味甘，凉；能滋阴平肝，止咳，润肠。麻油养血润肠。本方适用于内热重、大便干结如球、本身体质尚好的儿童。

◎ 香蕉粥

组成：香蕉200克，粳米50克。

用法：将水适量加热至沸点，把洗净之粳米倒入锅内，煮为稀粥，端锅前10分钟将香蕉去皮切为薄片放入锅内，至米花开，汤液黏，端锅即可食。

功效：方中香蕉味甘性寒，可清热润肠，促进肠胃蠕动；还含淀粉、蛋白质、脂肪、糖分、维生素A、维生素B、维生素C、维生素E等，香蕉是淀粉质丰富的有益水果。粳米含蛋白质、脂肪、糖类及维生素B_2等，能健脾养胃，全方共达清热润肠之功效。淡黄稀粥，香气幽幽，滑利

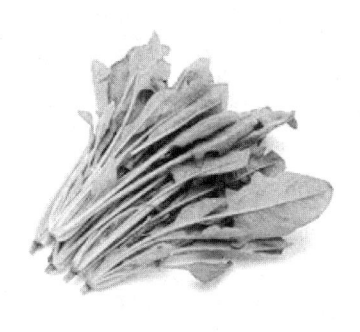

075

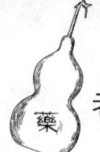

可口，微甜不腻，可为药膳，又为小儿补养之上品，每日一餐，久服便秘去。

◎香蕉冰糖饮

组成：香蕉250克，冰糖30克。

用法：同煮汤吃，每日1～2次，连服数天。

功效：该药膳适用于热秘，如大便干结，小便短赤，身热，心烦，腹胀腹痛，口干口臭，舌红苔黄，脉滑数等。

◎南瓜根汤

组成：南瓜根50～100克。

用法：将南瓜根洗净，切碎放锅内加水煎浓取汁。每日1剂，1次服完，连服数剂，以通便为度。1岁以下可加白糖调味。

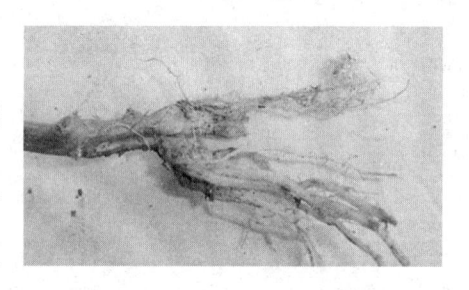

功效：医籍记载，南瓜根既能"行大肠气滞"，又可解毒、消肿、除湿热。民间多用它治小儿热秘、气滞便秘。

◎蔗汁番泻饮

组成：甘蔗汁150毫升，番泻叶1克。

用法：将新鲜甘蔗汁加番泻叶置锅内隔水炖至沸，滤去渣滓。每日1剂，分1~2次服完，连服数天。1岁以下小儿酌减。

功效：泻热通便。用于小儿热秘。

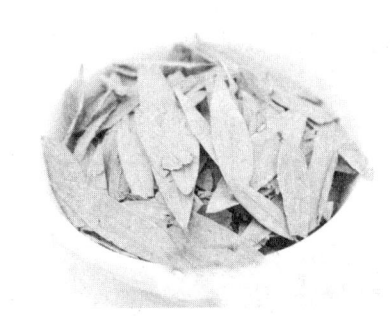

◎银菊饮

组成：金银花18克，菊花18克，甘草8克。

用法：水煎服，每日1剂。

功效：清热润肠。主治小儿燥热便秘，大便闭结，面红身热，口干口臭，小便短赤。据《湖北中医杂志》1988年第3期报道，用本方治疗小儿便秘180例，全部病例均于服药24小时内顺利排出软便。

2. 气秘

小儿大便秘结，伴有胸腹胀痛，嗳气频作，腹内有串气感，放屁后感到舒服，欲便不得。治宜理气通便。

◎ 爆炒地瓜叶

组成：地瓜叶250克，花生油30毫升，蒜姜、食盐各适量。

制法：将地瓜叶洗净，滤一下水，将花生油加热至七成，放入蒜瓣、姜丝、地瓜叶，翻炒两下后加入食盐适量，再翻炒两分钟，倒入盘中，即可食用。

功效：地瓜叶含丰富的维生素A原，能养胃通便，行气，大蒜含大蒜素能解毒消痈，行滞健胃。全方共达顺气行滞、通便之功效。翠绿地瓜叶，点缀几颗白色蒜瓣，瓜叶油亮，清香可口，可为家常便菜，又为防治小儿便秘之优良药膳。

◎ 苁蓉润肠汤

组成：肉苁蓉12克，黄精10克，枳壳6克，厚朴3克。

用法：水煎服，每日1剂。

功效：行气润肠。主治小儿气滞兼肠燥便秘，大便秘结，嗳气频作，胁腹痞闷胀痛。据《四川中医》报道，用本方治疗婴幼儿便秘21例，10剂后均获痊愈。

◎ 枳壳汤

组成：枳壳6克，生大黄6克，生甘草3克。

用法：水煎服，每日1剂。

功效：导滞通腑。主治小儿食积便秘，大便闭结，脘腹胀满，不思乳食，或恶心呕吐。

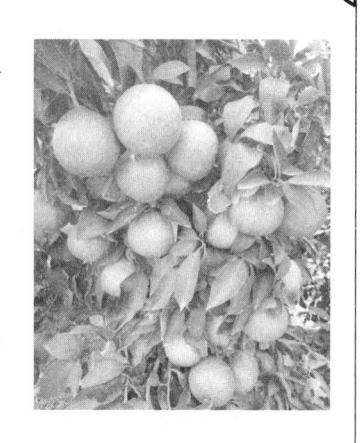

◎ 柴蜜饮

组成：柴胡5克，蜂蜜10克，陈皮3克。

用法：水煎柴胡、陈皮，取汁去渣，调入蜂蜜服，每日1剂，当茶频饮。

功效：疏肝理气、润肠通便。用于小儿气滞便秘。

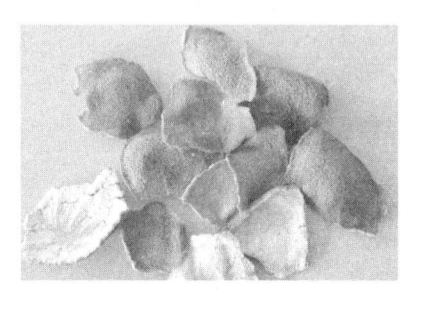

3. 虚秘

小儿经常大便艰涩难解，或先干后，腹胀矢气，食欲不振，神疲乏力，面色萎黄。治以益气补血润肠。

◎ 增液汤

组成：鲜生地黄12克，玄参10克，麦冬10克。

用法：水煎服，每日1剂。

功效：养阴增液。主治小儿血虚便秘，大便干结，努挣不下，面白无华，唇甲色淡。（《上海中医药杂志》1985年第11期）

◎ 调脾通结汤

组成：白术20克，苍术20克，枳壳6克，肉苁蓉12克。

用法：水煎服，每日1剂。

功效：益气润肠。主治气虚便秘，虽有便意，大便不干硬，但努挣乏力，难以排出，便后乏力。（《中医杂志》1988年第4期）

◎ 益气润肠粥

组成：炙黄芪15克，党参10克，麻仁6克，蜂蜜10克，粳米 50 克。

用法：先将炙黄芪、党参、麻仁入砂锅煎沸，后改用文火煎成浓汁，分 2 份，每日早晚同，粳米加水适量煮粥。粥熟调入白蜜，稍煮即可。

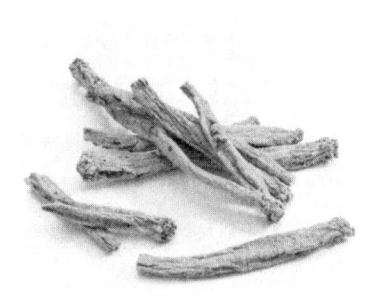

功效：益气、润肠、通便。

◎ 芝麻三仁粥

组成：黑芝麻 15 克，核桃仁 12 克，桃仁、甜杏仁各 10 克，粳米 50 克，白糖 20 克。

用法：将黑芝麻、核桃仁、桃仁、甜杏仁混合碾烂，与粳米共放锅内，加水适量，煮成稀粥，冲入白糖调化，候温可服。每日 1 剂，分 1～2 次服完，连服 10 天。1 岁以下小儿减半。

功效：治小儿虚秘。

◎ 黄芪蜂蜜饮

组成：黄芪 30 克，陈皮 10 克，蜂蜜 30 克。

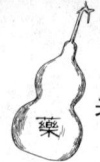

用法：黄芪、陈皮加水煮20分钟取汁300毫升，兑入蜂蜜搅匀即可服。

功效：方中黄芪补益脾肺，陈皮理气消滞；蜂蜜含葡萄糖、果糖及多种酶类和维生素，能润肠通便。全方共达益气润肠之功效。药液淡黄，甜爽可口，每日服1次，可作为早餐之饮料。治小儿虚秘。

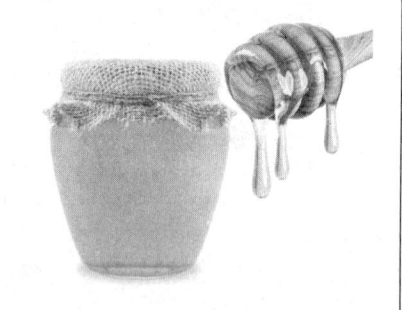

此外，敷脐疗法与敷涌泉法治小儿便秘也有良效。

◎大黄粉汤

组成：药用大黄粉10克。

用法：用适量的白酒调成糊状，涂于脐部，外用纱布覆盖固定，再用热水袋敷10分钟，每日1次。

功效：对于小儿乳食积滞之便秘有良效。

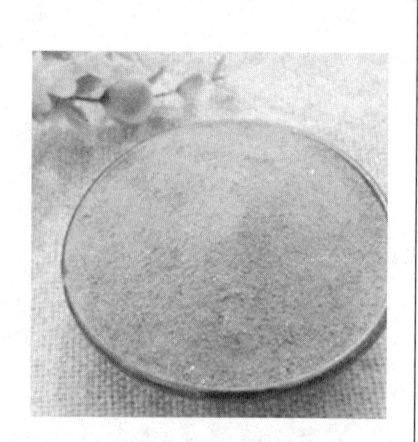

◎大黄内金粉

制法：生大黄、鸡内金各等量，研为细末，装瓶备用。

用法：使用时每次取药末10克，用米醋或清水适量调为稀糊状，外敷于双足心涌泉穴及肚脐孔处，包扎固定，每日1换，连续3～5天。

功效：可清热导滞，消积化食。

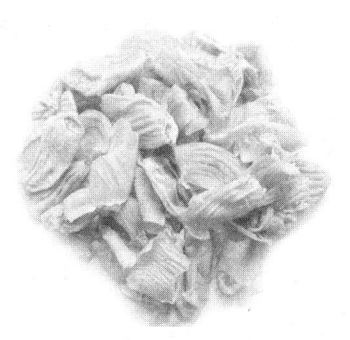

◎单味芒硝粉

组成：芒硝5克。

用法：研为细末。置伤湿止痛膏中央，外敷双足心涌泉穴处，每日1换，连续3～5天。

功效：可清热导滞。

◎大黄山楂粉

组成：生大黄、焦山楂各等量。

用法：研为细末，装瓶备用。使用时每次取药末10克，用米醋或清水

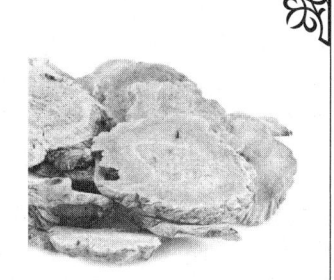

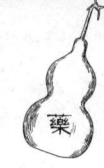

适量调为稀糊状，外敷于患儿双足心涌泉穴及肚脐孔处，敷料包扎，胶布固定，每日1换，连续3～5天。

功效：可清热导滞，消积化食。

温馨提示

养成孩子定时排便的习惯

儿童起居无规律可引起便秘。有些家长工作忙碌，下班不准时，如果孩子也不能按时吃饭、睡觉，或该吃饭时睡着了、该睡觉时又饿了，造成人体生物钟的紊乱，会因脾胃消化功能受影响而便秘。

生活不规律，缺乏按时排便的习惯，时常数日不排便，使大便在结肠内聚积，由于水分被吸收，大便变干难以排出。另外，有些小儿由于懒惰或专心于玩耍，有便意时也不理会，使进入直肠的粪便返回乙状结肠，便意消失。时间一长，便可形成顽固性便秘，直肠逐渐发生扩张。因此，家长要培养儿童养成按时排便的习惯。训练小儿排便时不要强制，否则可使小儿过于紧张或产生抗拒心理，反而加重便秘。经常服用泻药或灌肠，缺乏体育活动，或患营养不良，佝偻病等慢性疾病时，都能使肠功能失常发生便秘。

如果发现孩子便秘，要及时治疗。除药物治疗外，饮食疗法必不可少。膳食中应增加含纤维素较多的蔬菜和水果，适当食用粗糙多渣的杂粮，如薯类、玉米等。清晨可喂以适量蜂蜜水。

治小儿贫血，调脾胃可益生血之源

症　状　贫血

老偏方　胡萝卜炒猪肝；食疗偏方大排档

贫血是指循环血液中单位容积内红细胞数、血红蛋白以及红细胞比积低于正常或其中一项明显低于正常。是婴幼儿较常见的一种病症。临床表现常见小儿面色萎黄或苍白，甲床、口唇、耳垂没有血色，注意力不集中，精神不振，呼吸加快，重者常出现全身浮肿。较大儿童可诉头晕眼花，心慌气短，困倦乏力等不适。病程较长的患儿，毛发枯干，营养低下，身体发育迟缓，智力明显低于同龄儿童。

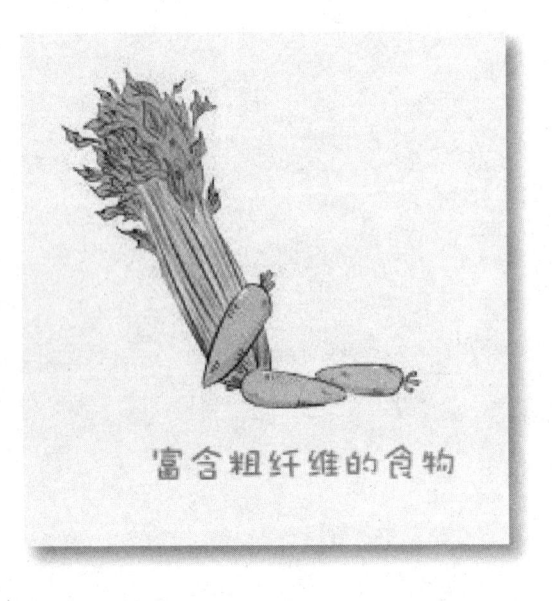

中医称本病为"血虚"，而对于小儿贫血而言，大多属营养不良性或缺铁性贫血。引起贫血的原因主要是喂养不当，导致小儿脾胃虚弱，造血生化功能低下，营养吸收不良所致，还有一些慢性疾病如长期腹泻、呕吐、肠寄生虫病等也是小儿贫血的常见病因。中医认为，脾胃为后天

治小儿贫血，调脾胃可益生血之源

之本，气血生化之源，健脾益气方能生血养血。对于小儿贫血的治疗，首先是去除引起贫血的原因，预防感染，同时采用适当的饮食疗法，利用平时吃的各种食物，合理搭配，制成食品，既可防治贫血，又易被小儿所接受。

邻居家5岁的小萌，在幼儿园体检中发现患有营养不良性贫血，经服药后，贫血稍有改善。但孩子不愿服药，给孩子买保健品，家长又不放心。于是，小萌的爸妈向我咨询饮食疗法方面的偏方，笔者给他们介绍了一则食疗方——胡萝卜炒猪肝，孩子不但爱吃，1个月后，也确实有了明显效果。

◎胡萝卜炒猪肝

组成：胡萝卜150克，猪肝100克，生姜、葱、盐、油各适量。

用法：将胡萝卜洗净，切成细丝；猪肝洗净，切成薄片；锅内加油，置旺火上烧热，然后放入胡萝卜丝翻炒一下，再加入猪肝片及葱花、姜丝、盐等调味品，翻炒至熟，起锅即成。佐餐食用，每周2～3次。

这则食疗方原料易得，做法简单，味道鲜美，营养十分丰富。胡萝卜中的胡萝卜素含量在各种蔬菜和水果之中首屈一指,并在高温下保持不变,也极易被人体吸收利用,转化为维生素 A。猪肝中大量优质蛋白和铁质,这些主要营养素都是小儿生长发育所需要的。因此,它可作为改善小儿贫血的常用食疗方。

下面介绍治小儿贫血偏方二十余则。

◎江氏补血方

组成:苍术9份,皂矾1份。

用法:上药共研细末,每次1～1.5克,每日3次,饭后大枣汤送服。

功效:健脾生血。主治小儿营养性缺铁性贫血,属脾胃虚弱型,面色少华或淡白,食欲不振,神倦乏力,或有便溏。本方为当代名医江育仁经验方,治疗小儿贫血多例,疗效显著。(《中医杂志》1986年第8期)

◎龙眼枸杞粥

组成:龙眼肉(桂圆肉)、枸杞子、血糯米(又名"黑米")、粳米各15克。

用法:将龙眼肉、枸杞子、血糯米分

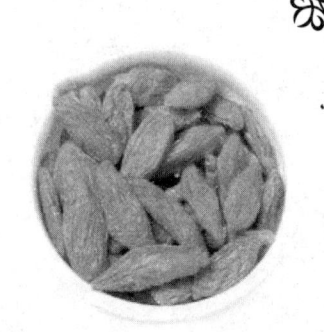

别洗净，同入锅，加水适量，大火煮沸后改小火煨煮，至米烂汤稠即可。每日1剂，分早、晚2次吃完。经常食用效果更佳。

功效：此粥能益气补虚、养肝益血、补血生血。适用于小儿营养不良性贫血，口唇、黏膜苍白，面色欠红润，食欲不佳。

◎参枣莲子粥

组成：党参15克，大枣20克，莲子30克，粳米或大米30克。

用法：将党参切成片，大枣洗净，剖开去核，莲子打碎。将粳米淘洗干净与党参、大枣、莲子一起放入锅中，加清水适量，煮至米熟即可。婴幼儿食粥浆，儿童食粥及大枣，每日1剂，分2次食完，食至贫血痊愈。

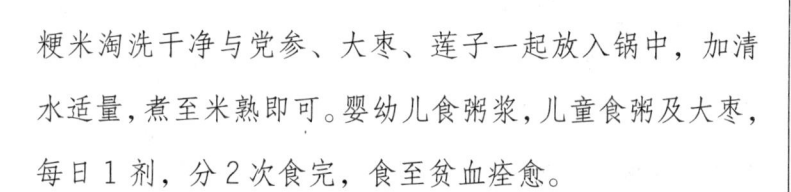

功效：健脾益气、养血补虚。适用于缺铁性贫血，大细胞性贫血，病后体质虚弱。

◎党参大枣粥

组成：党参5克，大枣7枚，大米30～60克。

用法：将大枣洗净，与党参、大米一起入锅，加水适量，煎成粥。捞出党参，吃枣喝粥。每日1剂，分2次服完。久服有效。

功效：补中益气、补血生血。可用于小儿再生障碍性贫血。

◎大枣羊骨粥

组成：羊胫骨（羊腿骨）2根，大枣10个，糯米50克。

用法：将羊胫骨砸碎，加水2碗，煮沸半小时，捞出羊骨；将大枣糯米洗净，加入羊胫骨汤中煮粥；加食糖或食盐少许调味。每日1剂，分3次吃完。连服15日为1个疗程。连续用数个疗程。此粥能养血、补血、安神。

功效：适用于小儿再生障碍性贫血，血小板减少性紫癜。

◎花生大枣黑米粥

组成：大枣5枚，黑米50克，红衣花生米15克，白糖适量。

用法：将大枣、黑米、花生米分别洗净，同入铁锅，加水2碗，旺火煮沸，改小火熬成粥。用锅铲将大枣捣如泥状，拣去枣皮及枣核。每日1次，代粥食之，空腹服效果最好。

功效：滋阴养肾、养血生血、止血。用于小儿各种原因引起的贫血。

◎黄芪鸡汁粥

组成：母鸡（未开始生蛋的鸡）1只，黄芪15克，粳米量不限。

用法：将母鸡杀死后，去毛及腹内杂物，清洗干净，鸡肉用刀划多个口子，或切成块状，放入锅内，与黄芪一起加水煮沸，改小火慢炖，至鸡肉酥烂，肉骨分离即可。取粳米50克左右淘洗干净，用鸡汤煎米粥，加少许盐或糖调味。每天吃粥2次，经常食用。

功效：补气、活血、补血。可用于小儿再生障碍性贫血。

◎猪肝瘦肉粥

组成：鲜猪肝50克，鲜猪瘦肉50克，大米50克，油15毫升，盐少许。

用法：将猪肝、瘦肉洗净剁碎，加油、盐适量拌匀；将大米洗干净，放火锅中，加清水适量，煮至粥将熟时加入拌好的猪肝、瘦肉，再煮至肉熟即可。每日1剂或隔日1剂；1次或2次食完，可长期食用。

功效：健脾益气。适用于缺铁性贫血、佝偻病及夜盲症等。

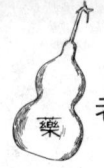

◎ 海带鸭血汤

组成：水发海带50克，鸭血500毫升，原汁鸡汤1000毫升。

用法：先将水发海带洗净，切成菱形片，放入碗中，备用。将鸭血加精盐少许，调匀后放入碗中，隔水蒸熟，用刀划成1.5厘米见方的鸭血块，待用。将汤锅置火上，倒入鸡汤，大火煮沸，再倒入海带及鸭血，烹入料酒，改用小火煨煮10分钟，加葱花、姜末、精盐、味精、五香粉，煮沸时调入青蒜碎末，拌和均匀，停火，淋入麻油即成。佐餐当汤，随意服食，吃鸭血块，饮汤汁，嚼食海带片。

功效：滋补养血。本食疗方适用于急性白血病并发贫血症患者。

◎ 当归羊肉汤

组成：当归30克，生姜50克，羊肉150克。

用法：将羊肉、生姜分别洗净，切片，与当归同入锅，加水2碗，煎煮30分钟。加盐、佐料少许调味。趁热喝汤。第二天原锅中加水再煎，弃渣喝汤。每2日1剂，连续服用2个月。

功效：温阳散寒、温中和胃、补气生血。用于小儿贫血伴食欲不振，怕冷。

◎菠菜豆腐汤

菠菜洗净，豆腐切块，分别用开水烫2～3分钟，捞出沥水。将炒锅加热，倒素油少许，下入葱姜丝炸香，将豆腐块入锅略炒一下，加骨头汤或鸡汤（清水也可）半碗，煮沸后加菠菜及少许佐料即可。趁热喝汤吃菜、豆腐，每天2次。可经常食用。有宽中益气、止渴润燥、和脾胃、补血之功效。适用于小儿贫血、盗汗、舌燥咽干、大便秘结。

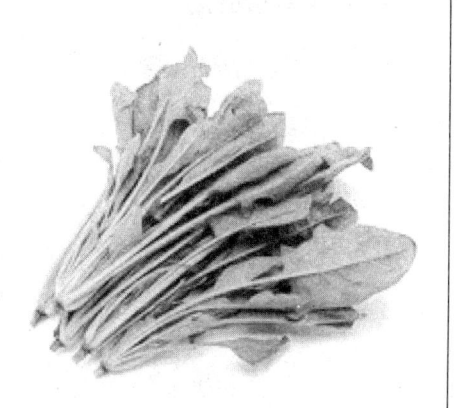

◎羊肝菠菜鸡蛋汤

组成：羊肝50克，菠菜75克，鸡蛋1个。

用法：羊肝洗净，切片，入砂锅，加水适量，煮熟后，捣碎羊肝；菠菜洗净入锅，再打入鸡蛋，蛋熟即可。每日1～2次，连续经常食用。

功效：补肝明目、补血养血。适用于小儿营养性贫血。

◎ 黑木耳猪肝汤

组成：猪肝50克，黑木耳10克，盐少许。

用法：猪肝洗净，剔除筋膜，切片；黑木耳用清水泡发，洗净，与猪肝片同入锅，加水适量煮熟，加盐少许调味。每日1剂，吃猪肝、木耳，喝汤。经常食用。

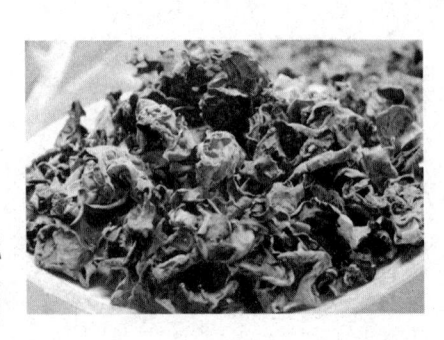

功效：补肝养血。用于小儿缺铁性贫血。

◎ 三味羊肉汤

组成：羊肉500克，黄芪、党参、当归各25克，生姜25克，食盐少许。

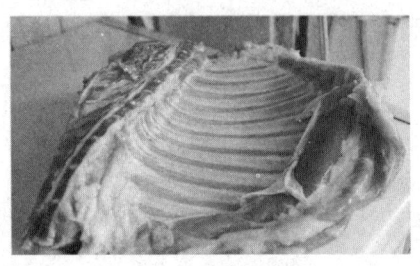

用法：羊肉洗净，撕去筋膜，切丝；黄芪、党参、当归装入干净纱袋，扎口；将羊肉与药袋一同放入砂锅，加水（以漫过羊肉药袋为好），用文火煨至羊肉熟时，加生姜，继续加热至羊肉酥烂为止，加食盐少许调味。吃羊肉喝汤，分数次吃完。经常服食。

功效：温肾健脾、活血补血。可用于小儿再生障碍性贫血。

治小儿贫血，调脾胃可益生血之源

◎大枣黑木耳汤

组成：黑木耳5克，大枣5个，冰糖适量。

用法：黑木耳、大枣洗净，大枣掰开，一同置小碗中，加入水和冰糖适量，隔水蒸30～40分钟。每日1剂，顿服，吃大枣、木耳喝汤。连服1个月。

功效：健脾养心，补血安神。适用于各种原因引起的小儿贫血。

◎菠菜猪肝汤

组成：鲜菠菜200克，猪肝100克，油15毫升，盐少许。

用法：将菠菜洗净，切碎；猪肝切成小薄片，用油、盐拌匀，备用；锅中加清水500毫升，煮沸后加入菠菜及猪肝，煮至猪肝熟后即可。喝汤，食菠菜及猪肝，每日1剂，1次食完，可长期食用。

功效：健脾补血。适用于缺铁性贫血症状较轻者。

◎芦笋汁阿胶牛奶

组成：绿芦笋汁100毫升，阿胶15克，鲜牛奶200毫升。

用法：先将新鲜绿芦笋适量，削去表皮，用冷开水洗净，切碎，榨取鲜汁100毫升，备用。将阿胶拣杂，晒干后敲碎，

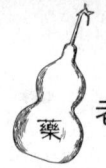

研成细粉,放入砂锅,加入适量清水,用小火炖煮烊化,兑入煮沸的牛奶,离火,再加入绿芦笋汁,拌和均匀即成。每日1剂,早、晚2次分服,或当饮料,分数次,频频饮用,当日吃完。

功效:补气养血、解毒抗癌。本食疗方适用于急性白血病并发贫血症患者。

◎猪肝菠菜荷包蛋

组成:猪肝50~100克,菠菜30~50克,鸡蛋1~2个,葱白1根,姜适量。

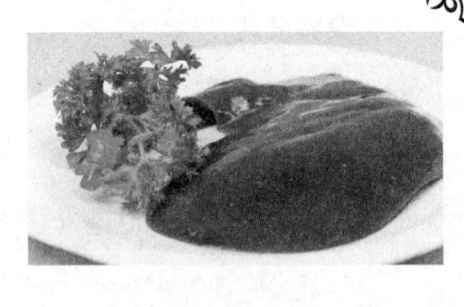

用法:将猪肝洗净,切成碎块;葱、姜、菠菜分别洗净切成末。先把猪肝碎块入锅加水适量煮沸,打入鸡蛋,继续加热,待荷包蛋熟后,再下入菠菜、葱、姜末及少许盐,煮沸即成。每日1~2次,佐餐或单独食用。经常服用见效。

功效:补肝明目,养血。用于小儿营养不良性贫血、缺铁性贫血,以及夜盲症。

治小儿贫血，调脾胃可益生血之源

◎ 黄豆炖猪肝

组成：黄豆、猪肝各50克。

用法：猪肝洗净，切片；黄豆洗净，清水泡发，入锅，加水适量煮熟，再加入猪肝片，共煮至猪肝熟后，加少许佐料调味。每日1剂，分3次吃完，连续服用3周。

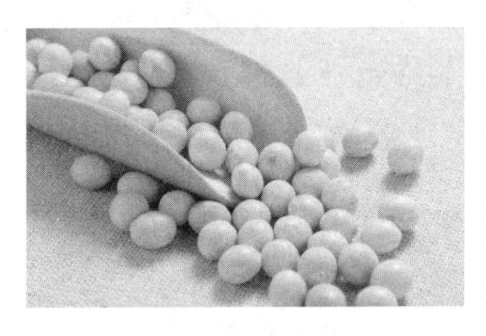

功效：补肝明目、宽中下气、补充铁质及蛋白质、生血。适用于小儿营养性贫血，体形消瘦，面无血色。

◎ 猪肉大枣丸

组成：猪瘦肉125克，大枣125克，黑矾60克，蜂蜜适量。

用法：猪肉洗净，大枣去核，黑矾研末，一起剁烂如泥。蜂蜜加热至沸，将肉枣黑矾泥倒入蜂蜜内，继续加热翻炒至熟，待凉，做成绿豆大小的丸状，装瓶。每次服2～3克，每日2～3次，开水送服。

功效：用于小儿营养不良所致的贫血，伴大便稀溏，面色无华。

◎枸杞南枣荷包蛋

组成：枸杞子10克，南枣3枚，鸡蛋1个。

用法：将枸杞子、南枣洗净，加水适量煮沸，改小火炖40分钟，然后将鸡蛋打入锅中。继续加热5分钟。喝汤吃鸡蛋、枸杞、枣肉，每日2次，经常食用。

功效：滋补肝肾、补脾和胃、益气生血。适用于小儿再生障碍性贫血。

◎紫河车大枣饮

组成：紫河车（胎盘的干燥制品）1个，大枣若干。

用法：将胎盘洗净晒干即成紫河车，置瓦片上焙干焙黄，研末。大枣3个洗净瓣开，放入茶缸内，加水半碗煮10分钟左右。每次取紫河车粉3～6克，用大枣水冲服。经常服用。

功效：滋阴养血。适用于小儿再生障碍性贫血。

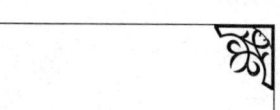

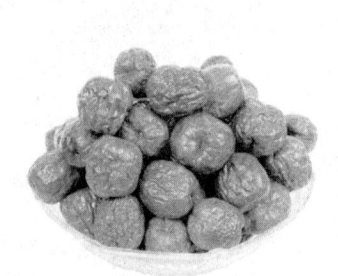

◎山药龙眼炖甲鱼汤

组成：甲鱼1只（重500克左右），山药30克，龙眼肉20克。

用法：甲鱼杀死后去内脏洗净，鳖甲砸断，肉切成块，与山药、龙眼肉一起放入砂锅中，加水适量，煨至烂熟透。吃甲鱼肉、龙眼肉，喝汤。每日1次，每剂分3次吃完。每周1剂，连服数周。

功效：滋阴补肾、补脾益胃、补血安神。适用于小儿再生障碍性贫血。

◎补血糯糕

组成：补血糯米（黑米）500克，白糖500克。

用法：将补血糯米洗净，放入盆内，加水适量，隔水蒸熟成米饭；待凉，将300克白糖拌入米饭内，搅拌均匀，倒入撒有白糖的大盘内，上面再撒一层白糖，用刀或手将补血糯米饭压平，切成若干块。代替点心随意食用。

功效：滋阴补肾、补血活血。可用于小儿缺铁性贫血。

◎ 蜜饯花生枣

组成：大枣（干品）250克，花生米（带红衣）500克，红砂糖250克。

用法：将大枣去核，洗净，用温水泡发，花生洗净，入锅，加清水一碗，煮沸5分钟，停火待凉，留汁，剥取花生米红衣；将已泡发的大枣与花生汁及红衣一同入锅，再加水1碗，煮沸后转小火煎30分钟左右，捞弃花生衣，加入红糖，熬至汤黏稠收汁，倒入大瓷盘中（盘底应先涂上一层食油），摊开，冷凉。装瓶备用。吃枣，每次5～10枚，每日3次。经常食用有效。

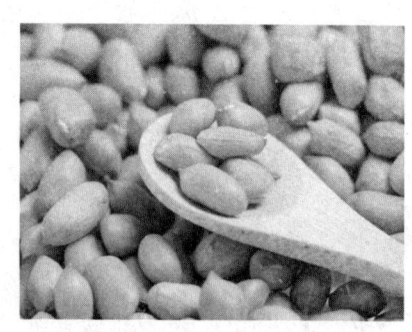

功效：此方能补气生血、止血。适用于小儿各种原因所致的贫血及血小板减少性紫癜。

有一则来自国外的"偏方"不妨一试，那就是让孩子经常服用牛奶稀释的蜂蜜。美国科学家的研究结果说，被牛奶稀释的花蜜是有助于治疗儿童贫血症的较为理想的药物。根据美国新泽西州儿童卫生研究所发表的研究数据，患贫血症的儿童在20～30天的时间里，每昼夜食用被牛奶稀释的花蜜100～150克，会收到很好的治疗效果——患者血液内的红细胞和血红蛋白含量提高，病人的头晕和疲劳症状消失，睡眠更好，气色改观，贫血症治愈。蜂蜜和牛奶中都含有医治贫血症的铁等矿物质。蜂蜜的颜色愈深，所含的矿物质就愈多。例如，荞麦蜜与苜蓿蜜相比，前者所含的锰、铜等微量元素要比后者高出24倍。因此，选择颜色深的蜂蜜治疗儿童贫血症效果更好。

温馨提示

饮食疗法是小儿贫血的有效治疗手段

饮食疗法是治疗小儿贫血的有效手段之一。以下食物有利于改善贫血症状和补充造血功能的营养成分，应注意选用：

◆ **富含优质蛋白质的食物** 如蛋类、乳类、鱼类、瘦肉类、虾及豆类等。

◆ **富含维生素C的食物** 新鲜的水果和绿色蔬菜，如酸枣、杏、橘子、山楂、西红柿、苦瓜、青柿椒、生菜、青笋等。维生素C有参与造血、促进铁吸收利用的功能。

◆ **富含铁的食物** 鸡肝、猪肝、牛羊肾脏、瘦肉、蛋黄、海带、黑芝麻、芝麻酱、黑木耳、黄豆、蘑菇、红糖、油菜、芹菜等。铁是构成血液的主要成分，缺铁性贫血者较为常见。

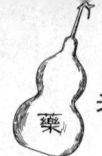

◆ **富含铜的食物** 铜的生理功能是参与造血,铜缺乏也能引起铁的吸收障碍和血红蛋白合成减少。

此外,日常饮食中应注意调配,尽量做到食物的多样化。在贫血期间如服用铁剂时,不要喝茶,以免妨碍铁的吸收。

儿童肥胖危害多，早期调治重预防

症　状　肥胖，体重明显超标
老偏方　蜜饯山楂；盐渍三皮

肥胖症是指机体皮下脂肪组织积聚过多、体肥形盛的一种病症。一般以体重超过同年龄、同身高小儿正常标准的20%即可称为肥胖症。

近些年来，我国随着经济的发展和物质生活的改善，越来越多的儿童已悄然加入了肥胖者的行列，肥胖儿童已占儿童总数的10%，并正以每年9.1%的速度增长，严重程度令人担忧，必须引起社会和每个家庭的高度重视。肥胖症的小儿至成人后容易患冠心病、高血压、糖尿病等，所以应该及早预防与治疗。

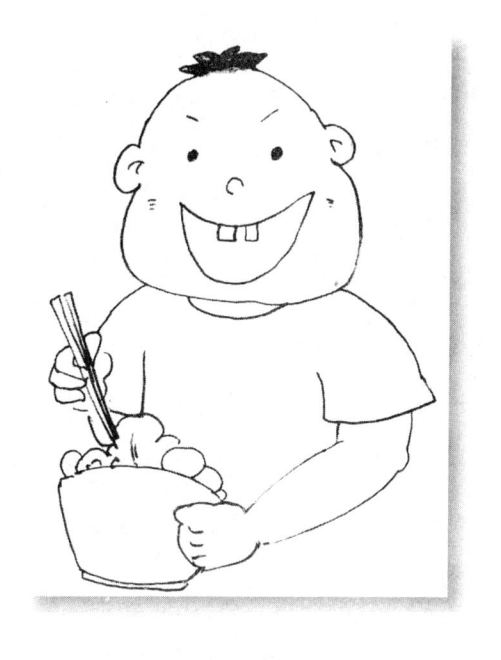

儿童肥胖与否主要取决于父母对其喂养的认知程度。许多好心的父母常常采用填鸭式的喂养方法，劝食、诱食，甚至逼食等手段，很多成

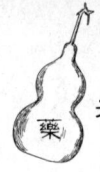

年人也都是以给孩子买各种美味食品来表示自己的爱心,儿童也很容易被各种美味食品所诱惑,养成吃零食的习惯。这样不用多久,他们就会营养过剩,体内蓄积越来越多的脂肪,因而导致肥胖。儿童期肥胖,可促进脂肪细胞数量增加,使其到了成年期更容易肥胖,并且大大增加减肥的难度。

这里首先介绍几则儿童肥胖的食疗方,供参考选用。

◎蜜饯山楂

组成:生山楂500克,蜂蜜250克。

用法:先去除山楂的果柄及果核,放入锅中,加清水适量,煎煮至七成熟烂(或水将耗尽)时,加入蜂蜜,再以小火煎煮至熟透,收汁即可。待冷却后,放入瓶内贮存备用。每日服数次。

功效:蜜饯山楂能消除脂肪,并具有补虚、活血化瘀等功效,对肥胖症有一定疗效。

◎盐渍三皮

组成:西瓜皮200克,冬瓜皮300克,黄瓜400克,食盐、味精各适量。

用法:将西瓜皮刮去蜡质外皮,洗净;冬瓜皮刮去绒毛外皮,洗净；黄瓜去除瓜瓤，亦洗净。将三皮切成条块状，置于容器中，用食盐、味精腌渍12小时，即可食用。

功效：西瓜皮、冬瓜皮、黄瓜皮均有清热、利湿、畅通之作用，将三味同用，可共奏利湿减肥协同之效，对小便不利、四肢水肿者尤其有效。

◎黄瓜拌肉丝

组成：鲜嫩黄瓜750克，猪瘦肉100克，当归3克，白糖30克，醋20毫升，食盐1.5克，生姜10克，菜油50毫升。

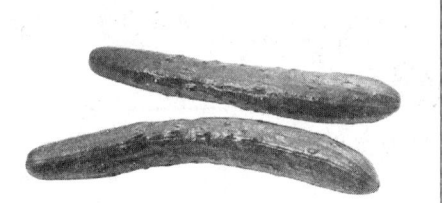

用法：先将黄瓜洗净削去两头，切成3厘米长的瓜段，再切成粗丝，生姜洗净切成细丝，当归洗净切成片，猪肉洗净后先用开水煮熟，捞出待凉后再切成丝。再把肉丝、黄瓜丝放入盘内，加上白糖、醋、姜丝、食盐拌匀。接着，将锅置火上加入清油，烧至八成热时下入当归片，待浸出香味时拣出当归不用，再将油倒在瓜丝上拌匀即可。

功效：黄瓜拌肉丝具有滋阴润燥、清热利湿之功效。肥胖儿食之，不仅减肥，亦可红润肌肤。

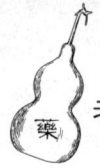

◎燕麦片粥

组成：燕麦片 50 克。

用法：将燕麦片放入锅内，加清水待水开时，搅拌、煮至熟软。或以牛奶 250 毫升与燕麦片煮粥即可。每日 1 次，早餐服用。

功效：中医学认为，燕麦味甘，性温。充饥滑肠并疗虚汗不止。其营养价值很高，所含皂苷有降低血清胆固醇、三酰甘油、β－脂蛋白等作用。具有降脂、减肥的作用。适用于患有肥胖、高脂血症者。

◎赤小豆粥

组成：赤小豆 25 克，粳米 50 克。

用法：将赤小豆浸泡半日，淘去豆中杂质，与洗净的粳米一同放锅中，以小火煮煨成熟即可。

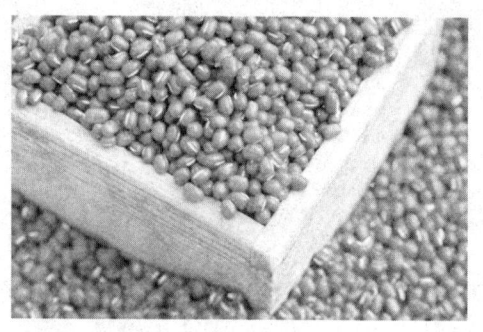

功效：赤小豆甘酸，可清热利水、散血消肿，古人有"赤小豆久食瘦人"之说。此粥常服，对小儿湿热久蓄的肥胖肿胀有一定效果。

◎ 虾米白菜

组成：干虾米 10 克，白菜 200 克，植物油 10 毫升，酱油 10 毫升，食盐 3 克，味精少许。

用法：先将干虾米用温水浸泡发好，再将白菜洗净，切成约 3 厘米的段。再将油锅烧热，放入白菜炒至半熟，再将发好的虾米、食盐、味精放入，稍加清水，盖上锅盖烧透即可。

功效：虾米白菜具有补肾、利肠胃等功效，尤其适合于肥胖儿童经常食用。

◎ 茯苓饼

组成：茯苓 200 克，面粉 100 克。

用法：将茯苓研成粉末，与面粉混合，水调作饼，烙熟。经常食用。

功效：茯苓含膳食纤维很多，据测定，每百克茯苓膳食纤维可达 80.9 克。膳食纤维可与胆脂酸结合，增加粪便中胆盐的排出，有降低血清胆固醇的作用。此外，膳食纤维入胃后，会产生很强的饱腹感，进食减少，从而具有减肥效果。

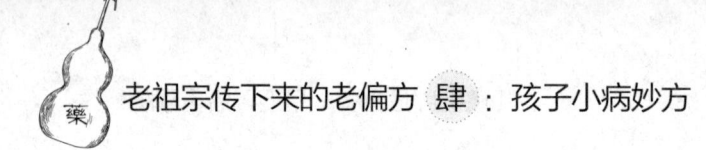

此外，如薏苡仁粥、荞麦面、凉拌豆芽、白煮鲤鱼、赤小豆鲤鱼汤等食疗方，均可应用于小儿肥胖的辅助治疗。

儿童肥胖防重于治。必须提醒孩子们的家长，儿童肥胖症对儿童的生长发育、心理、体质和智能行为均有不利的影响，又是成年期肥胖症的基础。儿童对减肥一般没有太多的动机，毅力和自制力也较差，因而以家庭疗法为基础，加以运动训练、饮食控制以及行为矫正是适合于儿童肥胖症的防治手段。

1. 早期预防必不可少

医学研究显示，小儿肥胖的发生与出生体重有关，故减少儿童肥胖的发生应从孕期开始，防止妊娠晚期孕妇营养过剩，以减少巨大儿的出生。婴儿期应尽可能进行母乳喂养，无条件进行母乳喂养时亦应在生后3个月内避免喂固体食物，在生后4个月若小儿已经成为肥胖，应注意避免继续摄入过量热量，特别在生后6～8个月时对肥胖儿童应尽量减少奶摄入量，代之以水果蔬菜，用全米全面代替精米精面制品。

2. 注重饮食调理及行为矫正

改变家庭中易产生肥胖的多种因素至关重要。首先应制定家庭饮食调理方案，帮助孩子养成良好的生活习惯和进食习惯，具体如下。

(1) 饮食宜高蛋白和适量脂肪、糖类，多吃鱼、虾、牛奶及绿色蔬菜。

(2) 避免过快进食，应养成细嚼慢咽的进食习惯，每餐在20～30分钟吃完，以控制进食量。

(3) 尽量不喝饮料，儿童每日所需水分以白开水补充为上选。

(4) 勿贪食、偏食糖类及高脂肪、高热量食品，尤其是"洋"快餐。

(5) 限制零食。零食不断，摄入总热量超过人体需要，可转化为脂肪。

总之，改变家庭中易产生肥胖的多种环境是非常重要的。另外还应使儿童养成参加多种体力活动和劳动的习惯，养成每天都进行体育锻炼的习惯。体育运动应根据儿童身体特点，注意安全性、趣味性，并使儿童能持之以恒，选择如长跑、跳绳、踢球等全身性有氧运动，采用心率140～160次/分钟的运动强度，每周锻炼3～5次。在运动中家长应身体力行起到表率作用，并督促子女完成训练方案。

3. 食疗原则强调"两个三"

所谓"两个三"，即是对肥胖小儿的饮食必须做到"三个限制"与"三个保证"。

(1) "三个限制"

①限制高热量、高脂肪、高糖、高胆固醇食物（肥肉、动物内脏、油炸食品、奶油甜点、坚果类、冰淇淋、巧克力等）的摄入：可生食的食物尽量生食，这样热量低且营养成分高。使体内处于热量负平衡状态，以消耗体脂。

②限制精细主食摄入：多食糙米（糙米粉）、全麦（麦片）、玉米等。既能减少热量摄入，又可饱腹。重度肥胖者摄入的能量应比同年龄的正常儿少30%，糖类（如粗细粮食、糖、薯类等）占总热量的40%～45%（正常儿为50%～60%），食油不超过10～15克/日。

③限制食盐摄入：食盐摄入量为正常儿童的1/2，以减少水钠潴留并

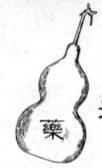

可降低食欲。

(2)"三个保证"

①保证含蛋白质食物（鱼、瘦肉、豆类及豆制品）的摄入，以防减肥影响小儿生长发育。一般要求，每天摄入蛋白质1～2克/千克体重，从而使蛋白质所提供的热量占一日总热量的30%，比正常儿摄入量多一倍左右。

②保证含维生素、矿物质食物（含水分多的蔬果：黄瓜、冬瓜、白萝卜、生菜、西红柿、西瓜；含纤维多的蔬菜：芹菜、竹笋、菠菜、白菜、胡萝卜、蘑菇、海带、木耳）的摄入。水分和纤维多的蔬果热量低、体积大，可增加饱腹感；促进脂肪代谢，使脂肪难以堆积。

③保证每日4～6杯水，以清理脂肪，输送营养。

> **温馨提示**
>
> ## 儿童肥胖的危害
>
> 肥胖病给儿童、中年人和老年人都会带来危害。目前，在世界各地儿童肥胖相当普遍。很多父母错误地认为孩子胖是健康的标志。其实这看法在很大程度上是一种偏见，带有一定的盲目性。

儿童肥胖危害多，早期调治重预防

儿童一旦肥胖，由于体内脂肪比例增高，酸性代谢产物排泄不充分而蓄积量增大，儿童会经常感觉疲困乏力，贪睡，不愿活动；又因为肥胖导致水、糖、脂肪代谢紊乱，高胰岛素血症而出现异常饥饿感，表现为嘴馋而特别贪吃。这样就容易促成儿童惰性的养成，变得既贪吃又贪睡，形成越来越胖，越胖毛病越多的恶性循环。越是肥胖，越是贪食，越是懒惰，越不愿运动，失去儿童那种天真活泼好动的天性。儿童肥胖，长大后90%会变成大胖子。

儿童肥胖是导致成年"三高"的直接因素。肥胖还会引起高脂血症、脂肪肝、高血压和糖尿病等。重度肥胖儿童脂肪肝发病率高达80%，儿童肥胖是诱发脂肪肝的重要危险因素，高血压、高血脂是肥胖儿童发生脂肪肝的危险信号。肥胖儿童普遍存在高胰岛素血症，为维持糖代谢需要，长期被迫分泌大量胰岛素，导致胰岛分泌功能衰竭，引起糖尿病。在过去的10年中，儿童2型糖尿病出现了令人担忧的增长，而以往这几乎完全是在成年人发生的疾病。建议肥胖的儿童可以每一年都需要做一次2型糖尿病的体检，以后可以每两年做一次。

儿童肥胖可导致性早熟与成年后性功能障碍。肥胖儿童血睾酮含量（男性）及血清脱氢表雄酮硫酸酯含量（女性）明显高于正常儿童，体脂增多可引起肾上腺激素分泌量增多，使下丘脑对循环中性激素阈值的敏感性降低，出现性早熟，性发育提前可引起性意识，会较早产生对性的迷惑、恐惧、焦虑等不良心理状态，影响儿童学习和生活。部分儿童会因肥胖导致性发育障碍，男孩出现隐睾，乳房膨大等性器官和性征发育障碍；女孩则出现性早熟、月经异常和早期多囊卵巢综合征的高风险，导致其成年后的性功能障碍和生殖无能。

儿童肥胖可导致发育不良及免疫力低下。肥胖儿童的免疫功能低下，尤以细胞活性明显降低，因而易患感染性疾病。肥胖还可以影响儿童的头型发育，出现愚蠢型倾向，还容易长成X形或O形腿、扁平足。生活自立能力下降，身体抵抗力下降，容易罹患消化道及呼吸道疾病。

肥胖影响呼吸系统功能。肥胖儿童胸壁脂肪堆积，压迫胸廓扩张受限，顺应性降低，横膈运动受限，影响肺通气功能，使呼吸道抵抗力降低，易患呼吸道疾病。过度肥胖导致呼吸系统功能下降，血液中二氧化碳浓度升高，大脑皮质缺氧，儿童学习时注意力不易集中，影响儿童的智力发育和心身健康。

肥胖儿童的总智商和操作商低于健康儿童，其活动、学习、交际能力低，久而久之会出现抑郁、自卑使儿童对人际关系敏感、性格内向、社会适应能力低，影响儿童心理健康。由于体形变化，体力下降以及肥胖后的各种令人难堪的症状，给儿童造成心理上的压力，形成自卑、孤僻以及人格变态，导致儿童严重的心理发育障碍。

儿童期的肥胖，经治疗可以完全恢复正常。正常的体重有利于儿童循着正常的发育过程生长发育。尽可能的早期治疗可以避免儿童发育受到不良影响。如果儿童期的肥胖延续到成人期再进行减肥治疗，部分已经造就的发育影响则无法完全恢复。所以，做父母的应注意，如果孩子肥胖，应尽早采取有效的减肥措施，不要延误孩子治疗肥胖的时机，酿成孩子终生的遗憾。

小儿慢性肾炎，喝玉米须茶和黄芪粥很有效

症　状　小儿慢性肾炎，浮肿、蛋白尿
老偏方　玉米须茶；黄芪粥

30多年前，我还在农村基层卫生院工作。有一天，我正在门诊为病人看病，这时一位胡姓的女子带着8岁小男孩来到我的诊室，坐下后便告诉我：孩子3年前发热、咽喉痛，继而浮肿、血尿，医生说他得的是肾炎。当时经治疗感觉浮肿消退、血尿也不见了，医生说治愈了让出院。可出院半个月后，因偶然感冒发热，孩子又出现了浮肿，到医院一检查，说是还有蛋白尿，此后反复浮肿，蛋白尿总消不了。这几年西药、中药不知吃了多少，钱也没少花，可就是治不"断根"，真是烦死人了。近日小孩又有浮肿，所以到你这儿请给看看有没有根治的办法。

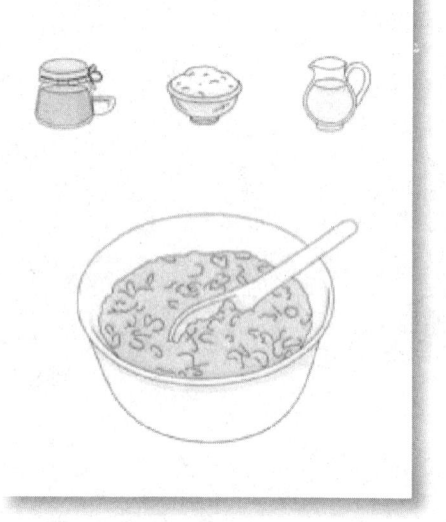

我看这孩子因长期用激素已经有了"满月脸"的征象，整个脸庞虽然圆圆的，却面白无华，下肢有轻度浮肿，化验尿蛋白（++）。给孩子

小儿慢性肾炎，喝玉米须茶和黄芪粥很有效

服中药吧，孩子的妈妈说，虽然经济条件不行，但为了孩子治病总还得想办法，可这孩子吃药多了，现在见到什么药都恶心，很难喂下去。我当即想起了近代名医岳美中用单方治肾炎的病例介绍，就对孩子的母亲说：你回家用玉米须煎水给孩子喝试试，另外介绍了治她孩子病的黄芪粥方。

◎玉米须茶

用法：玉米须60克洗净，煎汤代茶，此为1日量，渴即饮之，不拘次数，勿服其他饮料，到该睡时若饮不完，次晓即倾去，再煎新汤饮之。3个月为1个疗程。

注意：若因外感发热日久，灼伤阴分者，可兼服六味地黄丸。

◎黄芪粥

组成：生黄芪30克，生薏苡仁30克，赤小豆15克，鸡内金（为末）9克，金橘饼2枚，糯米30克。

用法：先以水600毫升，煮黄芪20分钟，捞去渣，次入薏苡仁、赤小豆，煮30分钟，再次入鸡内金末、糯米，煮熟成粥，食用。每日1剂，分两次服完，食后服金橘饼1枚。

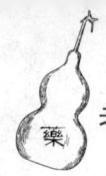

胡姓女子的孩子按上法用药1个月，浮肿消退，尿蛋白转阴。继续应用上法并停用激素及一切西药，半年后身体康复，随访多年未复发。

玉米须茶是近代已故著名中医学家岳美中（1900—1982）先生介绍的一则民间偏方，治小儿慢性肾炎，日久病深，面部㿠白无血色，或浮肿，精神萎靡不振等有较好的疗效，屡用屡验。

据介绍：曾治赵某之子10岁，患慢性肾炎，连服玉米须半年痊愈。又：岳老先生亲戚之女，8岁，患肾炎。其父为西医，因此一直用西药治疗，一年多都没有彻底治愈。后遵岳老先生之嘱连续服用玉米须半年而愈。至18岁时未见复发。

还有一则医案：李某之子，12岁，到岳美中先生处诊治，患儿病情严重，精神委顿，进入诊室径伏案上，两眼呆滞。其母诉儿患慢性肾炎3年。因尿毒症住某医院3个月，先后服用西药、八味地黄丸，不效。岳美中先生诊视后认为，小儿无七情六欲，相火未动，非阳虚证，不能用温补肾阳的八味地黄丸，而应该属六味地黄证，宜服六味地黄丸。他说，八味地黄丸出自《金匮》多为老年服用之品；六味地黄丸则是擅治小儿病、名医钱乙由八味地黄丸化裁而得。患者遵嘱连服一月，诸证十去八九。用玉米须调补1年而愈，至20余岁亦未复发。可见辨证施治，"差之毫厘，则失之千里"。这正是名医高手的用药精妙之处。

岳美中先生曾指出，服用玉米须茶要逐日坚持，切勿间断，间断则效果差。饮到3个月时，作检查，观察病情的趋向，若见效果，再继续服3个月，则可痊愈。但仍须避风寒以防感冒，防止孩子贪玩劳伤，才能有助于促进康复。

玉米须在秋季很容易大量收到，晒干后备用。病家可自己采备，现今菜市场售鲜玉米处亦可求得，不花钱很经济。我们在多年经验中发现，唯有那些经济较困难者，才能坚持服此药，因此每每达到了治愈的目的。因为经济富裕者，延医买药不难，不能长期守服此药，数日更一医，换一方，不知慢性肾炎，长期不愈有伤正气，应调护其正气，使其伤损由渐而复。假使中途易辙，培补不终，甚之操之过急，继以损伐，其结果不但会延长病期，甚至导致恶化。所以我几年中治愈几个儿童的慢性肾炎，多是经济不足的家庭，能持久守方不替，才收到预期的疗效。

这个方子治小儿慢性肾炎非常灵验，对于15岁以下男女患慢性肾炎儿童，坚持服用6个月，不需要服其他中西药品及针灸，基本上可达到治愈，再适当地休养一段时间（约3个月），则可恢复健康，不致复发。据岳美中先生生前介绍，他曾在过去20年中治疗多例贫困家庭之子女，延医购药困难，积年累月不愈者，单服玉米须得到痊愈，追踪几年，都在健康地上学。

上述"黄芪粥"中用黄芪，取《神农本草经》主痈疽，久败疮，排脓止痛。《名医别录》主利气，利阴气之功用，以治肾脏伤损，恢复其功能。用薏苡仁，取《名医别录》消水肿，甄权治积脓血，以渗湿消肿排脓。唯此物力缓，须多用方能取效。

用赤小豆，取《神农本草经》主下水肿，《名医别录》主下腹胀满。以紧小似绿豆状、种皮为赤褐色或紫褐色、种脐为白色状呈窄长线形者为良。不可用半红半黑之相思子，亦不可用色红赤粒大圆形之红饭豆。明朝李时珍说："此豆以紧小而赤黯色者入药，其稍大而鲜红、淡红色者，并不治病。"

金橘饼能下气开膈消胀，其功效捷于砂仁、豆蔻，并可防止黄芪服

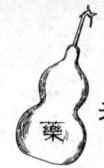

后引起壅胀的副作用。若无金橘饼,可用广陈皮3克与黄芪同煮,去渣。鸡内金能助消化,恽铁樵谓其能补内膜之破坏。糯米能温中益气。此方对于慢性肾炎、肾盂肾炎遗留的浮肿疗效较高,消除尿蛋白亦有效。岳老用此方曾治愈小儿慢性肾炎迁延不愈者数例,其中有尿毒症前期者2例。成人服此,在掌握了辨证论治的法则下,使用得当,亦能收到满意疗效。

在服用此方之前,要检查肾功能和尿蛋白等,服过1个月后,再做检查。若肾功能有所改善,蛋白尿有所消失,则持续服用1～2个月;待肾功能完全恢复,尿蛋白完全消失后,仍应继续服用3个月,以巩固疗效。并应当安排好休养,以免复发。必须指出,这则食疗方在肾阳虚肾气衰弱的情况下使用最为适宜,倘若是肾阴虚,脉细数,舌质红绛者,就不宜用这个方子。

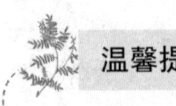

温馨提示

治小儿慢性肾炎食疗有妙方

◆ **玉米须粥**

组成:玉米须10克,粳米50克,红糖适量。

用法:将玉米须加水2碗,煮20分钟,去渣取汁。粳米洗净,倒入药中,继续加热,煮成粥,加红糖即可。每日2

次，可代早、晚餐食用。连服数日。

功效：用于补脾健胃，利尿消肿。适用于小儿急、慢性肾炎，水肿明显。

◆ 黄芪糯稻根玉米须汤

组成：黄芪、糯稻根、玉米须各10克，糯米15克。

用法：将黄芪、糯稻根、玉米须分别冲洗干净。糯米小火炒黄。将黄芪、糯稻根、玉米须、炒糯米一起入锅，加水2～3碗，小火煎煮，待汤为原来的一半时，离开火源，捞弃黄芪、糯米根、玉米须，吃米喝汤。每日1剂，分2～3次服完，连续服3～6个月。中间不能间断。

功效：益气补肾、滋阴养血、利尿消肿。用于小儿慢性肾炎、蛋白尿、浮肿，精神不振。

◆ 山药黄芪煲龟甲

组成：黄芪、山药、龟甲各10克。

用法：将龟甲浮灰洗净，入锅，加水适量，文火煮1小时，再下入黄芪同煮30～40分钟，捞出龟甲、黄芪。将山药碾成粉状，倒入龟甲黄芪汤中，再将山药煮至熟。趁热喝汤，山药可食，每日1剂。经常服用。

功效：补气升阳、滋阴清热、益肾消肿。用于小儿慢性肾炎、体虚、食欲不振、精神倦怠。

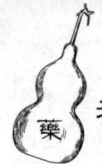

◆ 黄芪益肾汤

组成：黄芪30克，芡实30克，党参15克，猪肾1个。

用法：将猪肾剖开，去其筋膜，洗净后，与上述各药煮汤食用。食时可加用少许盐。

功效：补气健脾、益肾固精。适用于慢性肾炎脾肾气虚，以蛋白尿为主要表现者。

小儿夜啼，吵夜不眠，巧用蝉蜕灯心草

症　状　小儿入夜则啼哭不安，甚至通宵达旦
老偏方　蝉蜕；灯心草

有些小儿白天安静，一切如常，入夜则啼哭不安，或每夜定时啼哭，甚至通宵达旦，中医称之为"小儿夜啼"，俗称"吵夜"，多见于初生婴儿。小儿夜啼往往使家长烦恼不堪，既令家人无法入睡，穷于应付，又影响到左邻右舍休息。

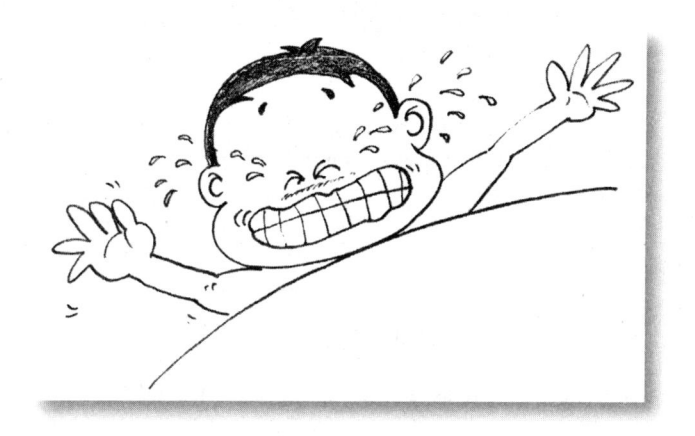

我在这里为宝宝的妈妈们推荐几则用蝉蜕、灯心草治小儿夜啼的老偏方。

我们不妨先说蝉蜕。蝉蜕又名蝉衣、蝉退、蝉壳、知了皮，是蝉的幼虫在变为成虫时蜕下的壳，多收获于夏秋季节。中医认为，蝉蜕味咸、微甘，性寒，具有散风热、透疹、定惊的功效，主治风热感冒；咽喉肿

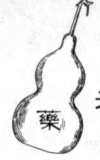

痛、风疹瘙痒、惊痫抽搐、破伤风等。蝉蜕治夜啼在古代医书中多有记载，如《本草纲目》说："蝉蜕能治小儿噤风天吊，惊哭，夜啼"。《赤水玄珠》载："治小儿夜啼：蝉蜕二七枚，辰砂少许，研为末，炼蜜丸，令儿吮。"现代药理研究表明，蝉蜕含甲壳质、氨基酸及钙、镁、铁、锰、锌等矿物质，具有镇静、抗惊厥、解热作用。用蝉蜕治夜啼的方法有以下几种。

◎蝉蜕散

组成：蝉蜕适量。

用法：将蝉蜕焙干研末，每晚用温开水或钩藤10克煎汤，送服蝉蜕粉1.0克。或用钩藤、蝉蜕5克，水煎取汁频服，每日1剂。

◎薄蝉饮

组成：蝉蜕10克，钩藤10克，薄荷5克。

用法：每日1剂，水煎去渣，取药液令患儿吮吸。

功效：临床应用本方治疗小儿夜啼30余例，均在用药一次后获效，疗效十分显著。

◎蝉金散

组成：蝉蜕9克，鸡内金15克。

用法：将二药微火焙脆研成极细末。每次1克，乳汁或温开水送服，每日3次。

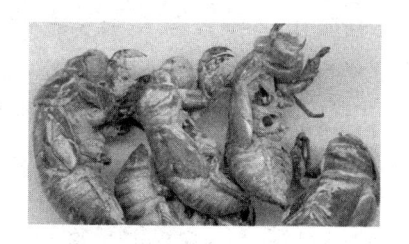

以上3方均有解表疏风，清热定惊之效。适用于2岁以内的小孩，因伤风感冒、脾胃积热、胎热未净、音响惊吓所致的夜啼。临床表现为哭声洪亮、面赤，烦躁不安，鼻根色青，眼多分泌物；唇红、舌尖亦红，指纹青紫、红而显露；大便色黄而臭，小便频数而色黄，身有低热等。

刚分配到基层卫生院工作不到1个月，就遇了这样一个病例：同事汪萍大姐不足1岁的小男孩，几乎每晚半夜都如受惊一样突发啼哭，院内的西医也用过药，但安定了昨晚，却稳不了今晚，无济于事。有一天夜间，孩子啼哭伴惊叫不休，汪萍大姐急忙让隔壁的同事将我这个中医喊去，我经过详细诊察认为孩子是心热惊恐夜啼，并无他病，随即用蝉蜕研极细末，并用钩藤10克煎水，送服蝉蜕粉1.5克，半小时后，孩子安然进入梦乡。第二天，我让她给孩子每日服"薄蝉饮"1剂，连用了5日，此后孩子就再也不"吵夜"了。

我在临床上的应用经验表明，婴儿夜啼、烦闹而无器质性或感染性疾病者，用蝉蜕15～20克，水煎加白糖或冰糖，睡前喂服，即可安然入眠。

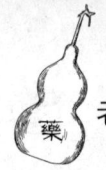

提醒注意的是，"蝉衣散"治夜啼，以睡前1小时服用为最佳。小儿若因伤乳，夜间啼哭不休且伴腹胀，则宜用"蝉金散"，方中鸡内金能消积滞，健脾胃，《名医别录》说它"除热止烦"，配合蝉蜕清热除烦定惊，消滞和胃，胃安则能安寐，治小儿夜啼疗效非常好。

再说说灯心草。灯心草（药店有售）又名虎须草、赤须、灯心、灯草，为灯心草科植物灯心草的茎髓。本品性寒归心经而能清心除烦。用于小儿心热所致的烦躁不宁，小便短赤，每与淡竹叶、蝉蜕等同用。明代医家王肯堂《证治准绳》治心热烦躁，失眠不寐，小儿夜啼，有"灯心竹叶汤"方：朱灯心草3克，淡竹叶9克，水煎服。方中灯心草清心除烦，又用朱砂拌制以镇静安神，疗效彰显。现代江西的《中草药学》亦载有灯心草单味煎服，治小儿夜啼之民间偏方。

◎灯草汤

组成：灯心草。

用法：灯心草，新生儿用量为3克，1—6月龄6克，半岁至1岁9克，鲜品加倍。每日1剂，水煎取汁，代茶饮，日服3次，服时酌加少量白糖或冰糖，不宜用红糖，3剂为1个疗程。

据《基层医刊》1983年第3期报道，用本方治心热和惊恐引起之小儿夜啼症38例，1个疗程治愈者21例，2个疗程治愈者14例，无效3例。

总有效率为 90.2%。笔者多年应用此方治小儿夜啼百余例，亦屡获效验。曾治一出生已 20 天女婴，家人代叙，女婴近 3 日通夜哭叫不眠，有时发惊，烦躁不安，嘴内发热，家人不敢用西药治疗，至我处寻求偏方。我嘱其家人用上方煎煮取汁，装入奶瓶中让婴儿吮吸，当晚即贴然而安，连服 3 剂未再复作。

> **温馨提示**
>
> ## 小儿夜啼可防可治
>
> 对于小儿夜啼，贵在防患于未然。要求从乳母怀孕期间注意调理，以免婴儿受母体积热或寒凉影响。孕妇怀孕期及乳母哺乳期，少食辛辣厚味或过食寒凉食物，多食新鲜蔬菜、水果，饮食清淡易消化又富于营养食品。
>
> 必须注意让孩子养成日醒夜睡的习惯，白天不要让他睡得太多，晚上不要过多逗弄孩子，临睡前解尽小便，同时夜间少喂奶，3个月前婴儿，夜间只喂1次奶；3个月后，就要慢慢断掉夜间喂奶的习惯。
>
> 有婴幼儿的家庭要加强夜啼儿的护理。尽量保持居室安静，调节室温，避免孩子受凉；乳母要注意保养，饮食少吃辛辣厚味

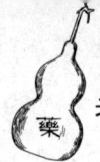

及不易消化的食物。总而言之，脾寒夜啼者，注意腹部保暖，适当服食温中散寒之品，如在乳汁中或牛奶中滴几滴白豆蔻汁或生姜汁等；心热夜啼者勿过暖，可适当以竹叶、灯心煎汤哺之；惊骇者可在每次哺乳时适当搽少量朱砂在乳母乳头，哺乳完后抹干净。

莫为小儿遗尿发愁，厨房里就有美食良药

症　状　孩子夜间尿床

老偏方　鸡肠子；当归鸽肉汤；桑螵蛸

张女士带着自己6岁的小女孩来我的诊室，诉说："近3个月，这孩子天天晚上尿床，晚上和奶奶一床睡，每天早上看到床单水淋淋的湿了一大块，奶奶常常责怪，孩子天天紧张，我们一家愁死了。我请附近一位老中医给她开中药吃，可怎么劝也喝不下去，想请你看看有没有什么好的简便方子。"我仔细为孩子检查了一下，这女孩没有什么神气，感觉比较疲惫的样子，面色萎黄，舌质淡，舌苔薄白。再问饮食如何，她母亲说不爱吃（食欲不振），大便稀溏。从中医角度看这是脾肺气虚，应该补肺健脾，益气缩尿。考虑到孩子不愿喝中药，我给她写下了以下2个处方：一个是"鸡肠烙饼"，挺好吃的！一个是"雄鸽当归汤"，味道鲜美。张女士按我说的方法去做了，效果真的另人满意，5天后她带女儿再诊，说最近2天孩子都没尿床了。

◎鸡肠烙饼

组成：公鸡肠1具，面粉250克，油、盐少许。

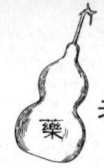

用法：将公鸡肠剖开，冲洗干净，置布瓦上小火焙干焙黄，研末，置盆内，倒入面粉，混匀。加水适量，合成面团，加入少许油盐调味。擀成薄饼，入锅烙熟。趁热吃饼，作为早、晚餐点心。

◎雄鸽当归汤

组成：雄鸽1只，当归15克，米酒少许。

用法：将雄鸽浸在水中使其溺死（不要用刀杀），去其羽毛及内脏，留下睾丸，再将当归洗净放入鸽肚，清水1碗，以文火清炖1小时，将熟时放点米酒，炖好后加少许盐调味，在临睡前让孩子趁热服食，喝汤吃肉。2～3次即可治愈。

注意：这期间，要禁食韭菜、萝卜和葱。

小儿遗尿，俗称"尿床"，是指3周岁以上的小儿，睡眠中不自觉排尿，醒后方觉的一种病症。3周岁以内的婴幼儿，由于大脑发育不完善，尚不能完全控制排尿，形成暂时性遗尿，不作病态。3周岁以上的小儿，偶有一次遗尿，或白天精神过度紧张而致遗尿者，也不作病态。主要是大脑发育不完善或精神刺激，影响大脑的功能，日久则形成遗尿习惯。3周岁以上小儿，经常性尿床，排除泌尿系感染或畸形、寄生虫病等，即可诊断本病。

中医学认为，小儿遗尿多由肾阳不足、下元虚寒、脾肺气虚，肾气不固，以致膀胱不能制约而成。《诸病源候论·遗尿候》云："遗尿者，此由膀胱虚冷，不能约束水故也。"《幼幼集成·小便不利证治》曰："小便自出而不禁者，谓之遗尿；睡中自出者，谓之尿床。此皆肾与膀胱虚寒也。"因此在治疗上总以固肾涩遗为主。"鸡肠烙饼"中的公鸡肠能缩尿止遗，《神农本草经》中就说它"主遗溺"，也就是说它能治遗尿。《名医别录》说它治"小便数不禁。"说明有固肾缩尿作用。这个食疗方制成烙饼，味道可口，治小儿遗尿、尿频最为适宜。公鸡肠也可配合其他药物同用，如生鸡肠1条，生鸡内金1具，生猪小肚（尿泡）1个。将上3味各放瓦片上用火炙焦，研成细末，和匀。用法：每次3克，每日2次，用淡盐水送服。

"雄鸽当归汤"中鸽肉能壮体补肾，健脑补神。孟诜《食疗本草》说它能"调精益气。"当归补血活血，明·倪朱谟撰《本草汇言》中说："诸病夜甚者，血病也，宜用之，诸病虚冷者，阳无所附也，宜用之。"小儿遗尿多发生在夜间睡眠之时，用当归配鸽肉既补肾精，又可温肾中之阳，从而起到固肾缩尿作用。诚为治小儿遗尿的美食良方。

治疗小儿遗尿，还有一味特效良药介绍给大家，那就是桑螵蛸。桑螵蛸为螳螂科昆虫大刀螂、南方刀螂、广腹螳螂的卵鞘，又名蜱蛸、桑蛸。古时称螳螂卵为螵蛸，产于桑树上者则称为桑螵蛸。现代临床上应用的桑螵蛸并非完全采于桑树之上，其原动物也并非一种，当然还是以桑树上生长的为佳。桑螵蛸入肝、肾、膀胱经，有固精缩尿，补肾助阳的功效。《名医别录》说它"疗虚损"，治"遗溺"。对儿童遗尿经久

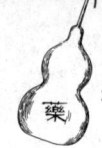

不愈，精神不振，疲乏无力，体质渐虚症非常有效。

下面介绍桑螵蛸治小儿遗尿的几则用法。

◎ **桑螵蛸益智仁汤**

组成：桑螵蛸10～30克，益智仁10～30克。

用法：将桑螵蛸及益智仁入锅，加水1碗，煎至半碗，滤出药渣，再加1碗水，煎至半碗，滤汁弃渣。二次药液倒在一起。分早、晚两次服完，每日1剂。连服4～5天。

功效：温补脾肾，涩精缩尿。主治小儿遗尿，一夜可发生1～2次或多次，四肢无力，手足冰凉。一般连服3～4剂即可见效，再续服2～3剂，疗效可以巩固。

◎ **桑螵蛸龙骨散**

组成：桑螵蛸30克，白龙骨粉30克。

用法：二药共研极细末，用芡实米适量煮稀粥送服，每次10～15克，每日2次。

功效：缩尿止遗。主治小儿遗尿。

◎桑螵蛸黄芪龙牡粥

组成：黄芪、龙骨、牡蛎各20克。

用法：加水500毫升，煮至300毫升，取汁去渣。加入粳米60克，煮粥，粥熟后拌桑螵蛸粉（10克研粉）和适量白糖。每日分2次服食。

还有一个简单的做法：可将桑螵蛸20个，焙黄后，研成细末，每次口服6克，红糖水送服，每日2次，连用1个月为1个疗程。

民间常用中药敷脐治疗小儿遗尿，这也是不错的选择。中药敷脐疗法是运用内病外治原理，利用肚脐表皮层最薄，经络汇聚，药物最易穿透扩散，直达病灶的特点，再辅以调节自主神经功能。本法使用方便，免受内服中药之苦，患儿易接受，且经济价廉，收效满意，便于推广。

◎黑胡椒粉敷脐

组成：黑胡椒粉适量，伤湿止痛膏1张。

用法：每晚睡前将适量胡椒粉放在肚脐窝中，以填满肚脐窝为度；然后用伤湿止痛膏贴盖，并将其周围压紧，以免活动时将药粉漏掉。24小时后去掉或更换，7次为1个疗程。非器质性的小儿遗尿症一般用药1～3个疗程可愈。

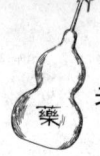

注意：使用中未发现不良反应，局部皮肤微有热感，偶有大便干燥现象，停药即消失。

◎ 补骨脂敷脐

组成：补骨脂30克，捣为细末。

用法：取0.3克放入患儿脐眼内，纱布覆盖，胶布固定，隔日换药1次。

◎ 三子敷脐

用法：覆盆子、金樱子、菟丝子、补骨脂、桑螵蛸、山茱萸、仙茅各60克，丁香、肉桂各30克。

用法：共研为细末。每次取药1克，以酒调敷脐，胶布固定，每天1换。适用于小儿遗尿属脾肾两虚者。

◎ 敷脐合内治法

组成：吴茱萸适量。

用法：研为细末，米醋调为稀糊状。外敷脐孔处，包扎固定，24小时换药1次，7天为1个疗程，连续1～2个疗程。

同时，配合内服金匮肾气丸（水蜜丸），3岁以内每次服3粒，以后每增加2岁加1粒，最多给8粒，每日3次。

温馨提示

从心理上精心呵护尿床的孩子

对于尿床的孩子，要重视心理调护及起居护理，在孩子尿床后，千万别恐吓责骂，而应安慰宽容，耐心教育，鼓励患儿消除怕羞、紧张情绪，建立战胜疾病的信心；在夜间定时唤起患儿排尿1～2次；久而久之，孩子的大脑皮质和脊髓的排尿中枢就会建立起正常的条件反射，遗尿就会顺利治愈。

睡着了就冒汗，泥鳅汤桑叶汤服之立效

症　状　盗汗，入睡汗出，醒后汗止
老偏方　泥鳅糯稻根汤；桑叶汤

孩子睡着了就出汗，大多属中医学所说的"盗汗"。盗汗是中医学的一个病证名，是以入睡后汗出异常，醒后汗泄即止为特征的一种病证。"盗"有偷盗的意思，古代医家用盗贼每天在夜里鬼祟活动，来形容该病证具有每当人们入睡或刚一闭眼而将入睡之时，汗液像盗贼一样偷偷地泄出来，于是就有了盗汗的表现。

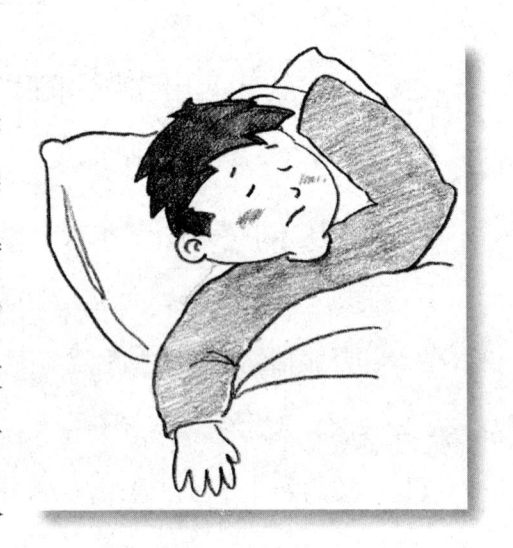

盗汗一般多由于体虚、病后体弱、阴虚内热所致。若由慢性消耗性疾病如肺结核等引起，患儿还往往伴有午后低热、面颊潮红等症状。近年盗汗的小儿越来越多，可能与饮食结构的改变有一定关系，比如喝牛奶、奶粉，牛奶是温性的，喝得多了，也容易盗汗。长期盗汗直接影响小儿健康，甚至延缓发育成长。对于小儿盗汗，中医调养的基本原则是益气阴、清虚热、固表止汗。

睡着了就冒汗，泥鳅汤桑叶汤服之立效

在临床上，对于那些害怕吃药打针或者西药治疗没有多大效果的小儿盗汗症，笔者向患儿家属介绍最多的两则偏方是"泥鳅糯稻根汤"和"桑叶汤"，一般服3～5剂就可收到立竿见影的效果。

◎ 泥鳅糯稻根汤

组成：糯稻根30～60克，泥鳅150～250克，生姜2～3片。

用法：糯稻根用清水反复洗净，煎2次共滤取药液500毫升；用热水把泥鳅洗去黏液，剖腹去肠脏，放锅中用菜油文火煎至金黄色。再将泥鳅与生姜一起放进瓦煲内，加入糯稻根煎液及清水500毫升，武火煲沸后，改用文火煲至1～2碗水量，调入适量食盐和少许生抽即可。饮汤食泥鳅，年龄小者分次服，每日1剂。

功效：补中益气，养阴敛汗。适用于小儿虚汗、夜间盗汗的调治。

泥鳅，又名鳅鱼，凡湖泊、沟渠、水田中皆有，资源丰富，而且肉质细嫩，味道鲜美，营养也极为丰富。泥鳅是高蛋白、低脂肪的优良食品，而且还含有钙、磷、铁及维生素A、维生素B_1、维生素B_2和维生素PP、烟酸等。在日本，泥鳅被誉为"水中人参"，人们把它当作高级营养补品。泥鳅不仅能滋补强壮身体，而且还具有较高的药用价值。中医学认为它有补中益气，祛风湿邪，解毒，通脉等多种功效。如《滇南本草》记载："煮食治疮癣,通血脉而大补阴分。"《医学入门》载："补中止泄。"《本

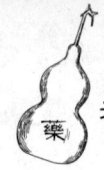

草纲目》亦记载："暖中益气，醒酒，解消渴。"《四川中药志》则认为有："利小便，治皮肤瘙痒，疥疮发痒"的作用。近代用于治疗传染性肝炎、肾炎、痔疮、疥癣、阳痿、消渴等病。民间最多的是用于治疗小儿盗汗症。

糯稻根味甘，性平。归肺、肝、肾经。有益胃生津、退虚热、止盗汗之功效。用于阴虚发热、自汗、盗汗、口渴咽干。清代名医叶天士认为，糯稻根之所以能敛汗，在于其补肺益气。肺主皮毛，开泄腠理。肺气足则腠理致密，虚则汗泄。中药糯稻根煲泥鳅既能补中益气，又能养阴敛汗，而且不腻不燥，小儿用之适口。

治疗小儿盗汗的另一则偏方是"桑叶汤"。

◎桑叶汤

组成：桑叶9～15克（鲜者15～30克）。

用法：水煮10分钟即可。将药汤滤出，水凉后，加入适量蜂蜜搅匀。睡前2小时内服即可。

功效：治疗肺热型的小儿盗汗，效佳。

我们的祖先视桑叶为万病之药、万人进补的"神仙叶"。《本草纲目》认为，桑叶煎汁代茶饮，利五脏关节、通血下气、祛风凉血、明目长发、清热解毒。古医书还说它有"驻容颜，乌须发"的功效。历代宫廷秘方、民间神仙方、长寿方都少不了桑叶，代表方如乌发明目、养颜益寿的桑麻丸等。然而，桑叶还是一味治疗顽固性盗汗（夜汗症）的良药却鲜为人知。

宋代的《夷坚志》中记载了这样一个故事：严州山寺曾暂住一位游僧，形体羸瘦，饮食极少，每晚入睡后，总是遍身汗出，第二日晨起，衣皆为汗水湿透。据游僧自言，如此情况已历二十余年，诸药用尽，终不见效。寺中一位监寺僧云："吾有绝妙验方。为汝治之。"三日后，游僧二十多年的痼疾竟痊愈了。此方原来如此简单：取霜桑叶，焙干碾末，每日2钱（约6克），空腹用温水汤调服。游僧与寺中和尚无不惊奇，佩服监寺僧药到病除。

桑叶有止汗功效，在古代医书中也有提及。最早的《神农本草经》有桑叶"除寒热、出汗"的记载。桑叶止汗的应用最早见于《丹溪心法·盗汗》："青桑第二叶。焙干为末，空心米饮调服，最止盗汗。"明代《医学入门》中也云："遍身汗出，乘露采（桑）叶，焙为末，空心米饮下二钱（6克）。"明末清初的名医傅青主将桑叶誉为"收汗之妙品"，最擅长以桑叶止汗，他先后拟定的"止汗神丹""遏汗丸""止汗定神丹"等诸方中，均选用桑叶为止汗之主药。清代医家陈士铎在他的《辨证奇闻》一书中拓展了桑叶止汗的范围。他善于在方剂中加入桑叶止汗，且不限于治盗汗。比如，阴虚火旺的盗汗案中的补阴止汗汤，胃火炽盛自汗案中的收汗丹，以及劳思过度心汗案中的滋心汤，均在配方中加入桑叶10～14片。他创制的敛汗汤（黄芪、桑叶、麦冬、五味子），至今仍是临床上治虚劳盗汗的常用方。此外，在《辨证录》中用桑叶配五味子，能散能收，能清能补，也是治阴虚汗出之妙品。

可供小儿盗汗症选用的食疗偏方如下。

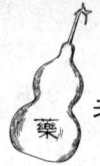

◎ 枸杞叶粥

组成：鲜枸杞叶 250 克。

用法：洗净、切碎，与淘净的大米适量煮粥，待熟后调入豆豉汁、葱、五香粉等调料少许。经常食用。

功效：可治虚劳低热，体虚盗汗。

◎ 乌梅汤

组成：乌梅肉 10 枚，浮小麦 15 克，大枣 5 枚。

用法：煎服，每日 1 剂，睡前 1 小时服用。

功效：治阴虚盗汗。

◎ 五味子汤

组成：北五味子 5 克、紫苏梗 6 克、白参 6 克、砂糖 10 克。

用法：先将前三味煎熬取汁，加入白砂糖，代茶饮。

功效：此方能益气生津、敛阴固表，适用于气阴两虚的盗汗、自汗。

◎山茱萸煎

组成：山茱萸30克，地骨皮12克。

用法：水煎服。

功效：山茱萸补肝肾涩精气，固脱止汗；地骨皮清虚热，治肝肾阴虚之盗汗。

◎龙眼人参饮

组成：龙眼肉15～30克，白人参3～6克，冰糖30克。

用法：先将龙眼肉洗净，人参切薄片，然后与冰糖共放碗内，加水适量，置蒸锅内蒸1小时左右，取出后待凉即可食用。一天内分2次吃完，每日1剂。

功效：具有益气养血安神的功效，适宜于气虚盗汗者。

◎银耳大枣汤

组成：银耳30克，大枣20克，冰糖适量。

用法：先将银耳用温水泡发，除去蒂头，洗净后撕成小块。大枣洗净撕开。二味药共入锅内加水适量，用小火慢煨至银耳、大枣烂熟，放入冰糖溶化调匀，即可出锅食用。每剂分2次食完。

功效：适宜于阴虚盗汗者。

◎ 参苓粥

组成：人参10克，白茯苓20克，生姜10克，粳米100克，食盐、味精适量。

用法：先将人参、茯苓、生姜加适量水煎熬后，去汁取渣待用，然后将粳米淘洗干净，下入药汁内用小火煮粥。煮至粥熟时加入食盐、味精调匀。空腹分2次食用，每天一剂。

功效：适宜于气虚盗汗者。

◎ 黑豆浮麦汤

组成：黑豆50克、浮小麦30克、莲米15克、大枣10枚、冰糖30克。

用法：先将黑豆、浮小麦分别淘洗干净，共放锅内加水适量，用小火煮至黑豆熟透，去渣取汁，然后用上述药汁煮洗净的莲米和大枣，煮至莲米烂熟时放入冰糖溶化，起锅后即可食用。每天一剂，分2次吃完。

功效：适宜于阴虚盗汗者。

◎浮麦羊肚汤

组成：浮小麦 30～60 克，羊肚 1 只。

用法：将羊肚洗净切片，与麦鱼一起放入砂锅，加水 3 碗，大火煮沸，小火煨半小时，滤出麦鱼，加食盐少许即可。羊肚片捞出放入盘内，加佐料调味，直接食用。隔天吃 1 只羊肚。

功效：健脾益气，镇静养心，止汗。治小儿盗汗。

◎百合莲子饮

组成：百合 20 克，莲子 30 克，冰糖 30 克。

用法：先将百合、莲子洗净，放锅内加适量水，用小火慢慢炖至百合、莲子烂熟，加入冰糖溶化后即可食用。每天一次，连服数天。

功效：适宜于阴虚盗汗者。

◎浮麦麻黄根茶

组成：浮小麦 30 克，麻黄根 3 克。

用法：上二味共为粗末，水煎取汁，代茶饮用。

功效：补虚养心，敛汗止汗。用于盗汗证。

◎复方浮小麦饮

组成：糯稻根50克，浮小麦50克，麦冬12克，地骨皮9克，红糖少许。

用法：将糯稻根、浮小麦洗净，与麦冬、地骨皮同入锅，加红糖少许，加水2碗。饮汁。每日1剂，分2次喝完，连续服用3天。

功效：此方能养阴益气，退虚热，养心敛汗止盗汗。适用于小儿盗汗、全身湿润、精神不振。

◎三味羊肉汤

组成：黄芪15克，桂圆肉10克，山药15克，羊肉90克。

用法：将羊肉洗净，切片或切丝。山药去皮洗净捣碎。将羊肉、山药泥、桂圆肉、黄芪一起放入砂锅，加水2碗，加热煮沸，改小火炖至肉烂汤浓，拣去黄芪，加入食盐、麻油少许即可。吃肉及桂圆，喝汤。7—8岁小儿可1次吃完，较小儿分2～3次吃完。每日1剂，连服15天为1个疗程。

功效：补脾益肾、补气升阳、固表止汗、宁心安神。用于小儿病后体弱盗汗，亦可用于自汗，伴饮食减少者。

◎ 核桃山药莲子豆糊

组成：核桃仁 300 克，莲子肉 300 克，黑豆 150 克，山药 150 克。

用法：把核桃仁、莲子肉、黑豆、山药分别捣碎，碾成粉状，混合均匀，置入蒸笼中蒸熟，取出晒干，装瓶密封备用。取蒸粉 30～90 克（根据患儿大小而定），用冷水调成糊状，煮沸即可食用。每日 2 次，经常食用。

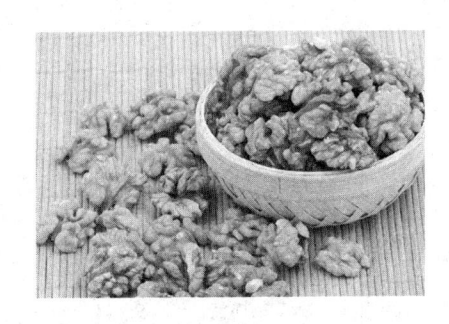

功效：补肾健脾、收敛止汗。用于小儿盗汗伴腹泻不止。

此外，以瘪桃干 15 枚，大枣 10 枚，煎汤服；用猪鼻唇 1 具，煎汤，调胡椒末 1.5 克，睡前服；或用母鸡 1 只（取其肉），同生地黄 30 克、饴糖 100 克同炖食，有补虚、养阴之功效，治久病体弱、消瘦、低热、盗汗。

民间常用五倍子研粉敷肚脐治小儿盗汗，亦有良效。此法来源于明朝龚信《古今医鉴》中所介绍的简便方。其以"五倍子末，津调填满脐中，以绢帛缚定，一宿即止；或加枯矾末尤妙"。现代用法：五倍子适量焙黄，按 5∶1 加入朱砂，共研细末，温水调成糊状，睡前敷于患儿

143

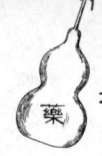

脐中，外用胶布贴紧，不使漏气，连用1周左右。用此方可治疗各种汗证，不论盗汗、自汗，抑或手脚心出汗。尤其是小儿服药困难，用此法更方便些。

最后，需要特别提醒孩子的家长，如果小儿持续盗汗，就应该去看医生，如果是某些传染病、肺结核、风湿病、甲状腺功能亢进等疾病引起的盗汗，就必须及时治疗原发病。若为结核病引起的盗汗，应在医生的指导下，进行正规的抗结核治疗。

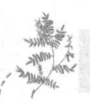

温馨提示

注意加强盗汗小儿的护理

无论是生理性还是病理性盗汗，护理工作是十分重要的。小儿盗汗以后，要及时用干毛巾擦干皮肤，及时换衣服，要动作轻快，避免小儿受凉感冒。注意及时补充水分和盐分。可以补充口服补液盐（简称"ORS"），或白开水加点食盐、糖，糖可以促进水和盐的吸收。被褥也要经常晾晒，日光的作用不仅在于加热干燥，还有消毒杀菌的作用。

此外，对易于盗汗的小儿，应进行有计划的体质锻炼，如日光浴、冷水浴等，以增强体质，提高适应能力。体质增强了，盗汗随之而止，这将胜过任何灵丹妙药。

大白天自汗出，黄芪汤浮麦汤固表止汗

症　状　自汗，动辄自然汗出

老偏方　小麦稻根汤；黄芪止汗汤

小儿自汗是指人体不因服用发汗药或剧烈活动、天气炎热、衣被过厚等因素而动辄自然汗出者。多见于身体虚弱的儿童，现代医学中的自主神经功能紊乱可见自汗。中医学认为，自汗多由身体虚弱或久病体虚，以致腠理不固所引起。自汗大多属"虚汗"，治疗以益气固表为基本原则。

王奶奶的小孙儿从1岁多开始，经常出汗，而且在天凉时节或在空调环境下也动不动就汗出津津，偶尔夜间睡着后也出汗。经医生诊断为自汗、盗汗症。由于孩子太小，不愿意吃药打针，后来她找到我处求偏方治疗，我向她介绍了用浮小麦治疗小孙儿自汗的偏方，经试用效果明显。

◎浮麦大枣汤

组成：浮小麦30克，大枣5～6个，红糖适量。

用法：水煎服，每日1剂。

功效：具有益气，除热，止汗之功效。常用于骨蒸劳热，自汗盗汗。

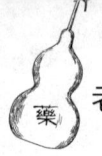

不妨说详细点，首先将浮小麦拣净，放入无油的铁锅内，用温火炒成黄色，炸开小口并放出麦香味时，加冷水一大碗，同时放入大枣一起煎煮（放入前将大枣洗净、剪开去核，用手撕成若干小块，容易煮烂），待大枣煮烂后，过滤去渣，加入适量红糖，分早晚两次服完，如果放凉了，可隔水加热再服。3天为1个疗程，一般轻者用1个疗程，重者2个疗程见效。无不良反应。

小麦味甘、性凉，归心经；有除虚热、止汗之功效。其中浮小麦为干瘪轻浮的小麦，水淘浮起者。明代李时珍的《本草纲目》说它"益气除热，止自汗、盗汗，骨蒸虚热，妇人劳热。"《本经逢原》载："浮麦，能敛盗汗，取其散皮腠之热也。"以小麦治小儿虚汗症的偏方较多，选介一二则如下。

◎ 小麦稻根汤

组成：浮小麦30克，糯稻根30克，大枣10枚。

用法：水煎服，每日1剂。

功效：小麦益心肝，糯稻根健脾养胃清肺，合大枣能补益心脾之气，而能固表止汗。

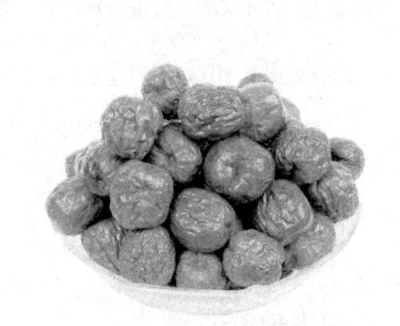

◎浮麦黑豆汤

组成：瘦猪肉50克，浮小麦30克，黑豆30克。

用法：瘦猪肉洗净切块，加入浮小麦与黑豆煮熟，吃肉和豆，喝汤。每日1剂。

功效：可以辅助治疗自汗。

◎麸皮肉馅汤圆

组成：麦麸皮100克，瘦猪肉250克，糯米粉250克，佐料少许。

用法：麦麸炒黄研末，猪肉剁碎，二者混合加佐料调味，即成馅心。用糯米粉制皮，包入馅心即成汤圆。煮熟吃汤圆喝汤。每晚1次（按患儿大小，吃多少煮多少），连服数日。

功效：生津养心、镇静止汗。用于小儿虚汗、自汗、盗汗。

◎麦枣黄芪牡蛎饮

组成：小麦25克，大枣3～5枚，黄芪6～12克，生牡蛎6～15克。

用法：将小麦、大枣、黄芪、生牡蛎分别洗净；生牡蛎砸碎，入锅，加水3碗先煎，20分钟后，加入小麦、大枣、黄芪同煎

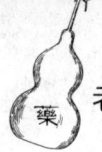

20分钟。滤出煎液，再加水2碗于原锅中，煎20分钟，滤出药液，与第一次药液合并。每日1剂，分2次服完。

功效：强健脾胃、补益止汗。用于小儿体虚自汗。

我们知道，小儿自汗多为气虚不能固摄汗液所致，治疗上要注意补气固表以敛汗，而最为常用的当属黄芪。下面介绍几则用黄芪止汗的偏方。

◎黄芪止汗汤

组成：黄芪15克、大枣5枚、浮小麦15克。

用法：水煎服，每日1剂。

功效：治小儿气虚自汗有效。

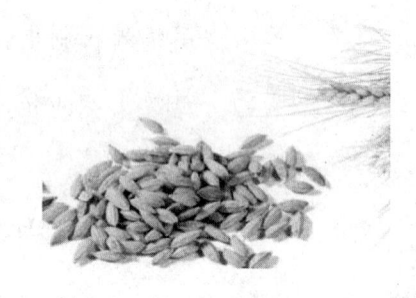

◎黄芪粥

组成：生黄芪30～60克，粳米100克，陈皮末1.0克，红糖适量。

用法：将黄芪加水后浓煎取汁，加入粳米、适量红糖同煮。待粥将成时，调入陈皮末，稍沸即可。供早晚温热服食。

功效：适宜于小儿气虚自汗者。

◎ 黄芪二蜜饮

组成：黄芪30克，糯稻根30克，麻黄根15克，蜂蜜30克。

用法：将上述三味药同放锅内，加水3碗煎煮，煮至1碗时，捞去药渣，加入蜂蜜溶化后分2次饮用，每日一剂。

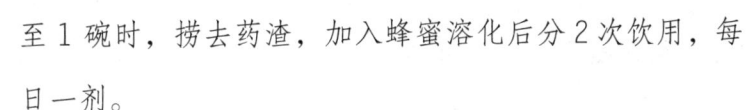

功效：适宜于小儿气虚自汗者。

◎ 玉屏风茶

组成：黄芪12克，防风5克，白术6克，乌梅5克。

用法：将诸药放入茶杯中，用沸水冲泡15分钟后即可饮用。

功效：益气固表、止汗止渴。适用于表虚自汗、口渴等症。此茶对于体虚多汗，易感风邪，经常感冒而又口渴的小儿来说，是一种较好的保健饮料，可增强抗病能力，使身体日益强壮。

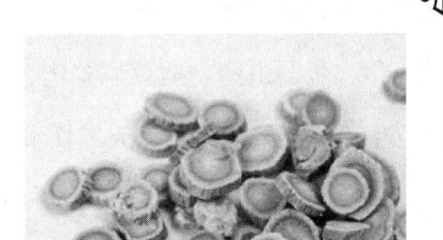

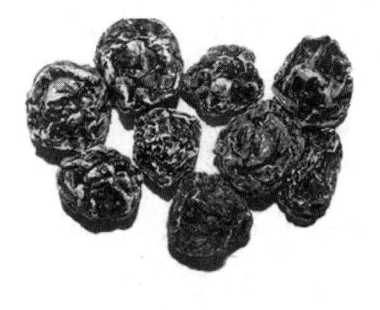

自汗患儿平时应注意劳逸结合，勤洗澡，勤换衣被，保持身体清洁，注意体育锻炼，增强体质。古人说："药补不如食补"。自汗者宜吃鸡、鸭、鱼、蛋、山药、扁豆、羊肉、桂圆、狗肉等有营养价值的食物，不宜吃生冷瓜果及蔬菜。每天多饮水，维持体内正常液体量。

温馨提示

长期出虚汗的小儿要注意补充钙和锌

一般地说小儿新陈代谢旺盛且活泼好动，因此出汗常比成人多。但是小儿长期出虚汗，可能与存在缺钙有关。如果孩子还有夜里头颈出汗多而凉，睡不安稳，甚至枕部头发少了一圈，那就比较肯定了，这种情况可以补充些钙质及鱼肝油以帮助一下。也可能与存在缺锌有关，最好能抽血查一查微量元素以明确。另外，多病体质弱患有佝偻病或结核病的小儿也会多汗。

人体中多种微量元素都通过汗液排泄，锌便是其中之一。锌是人体必需微量元素，它与儿童的生长发育、免疫功能、视觉及性发育密切相连。儿童在生长发育过程中对锌的需求量比较大，大量出汗会使锌丢失过多。临床观察表明，多汗儿童的缺锌发病

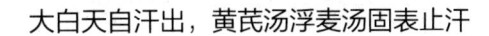

率明显高于正常儿童。缺锌会降低机体的免疫水平特别是呼吸道和消化道的抵抗力，可使感染性疾病反复发作，进而又会引起小儿体质虚弱加重多汗，从而形成了恶性循环。所以多汗小儿应适当补锌。

是否缺钙或缺锌，需要查微量元素确定。至于如何补充微量元素，应咨询医生或通过中医药调理。

宝宝"奶癣"莫用奶搽，小小偏方就能搞定

症　状　面部、额部或躯体出现红色丘疹，或渗液，多伴瘙痒
老偏方　银花藤外洗；墨旱莲液外涂

前不久，有位女士因孩子患湿疹找到我，她说有人介绍用母乳涂脸可治婴儿湿疹，结果涂了好多天都没有效果，而且皮损还有扩大的现象。我告诉她，关于母乳涂脸可以治疗湿疹的偏方，其实并不科学。

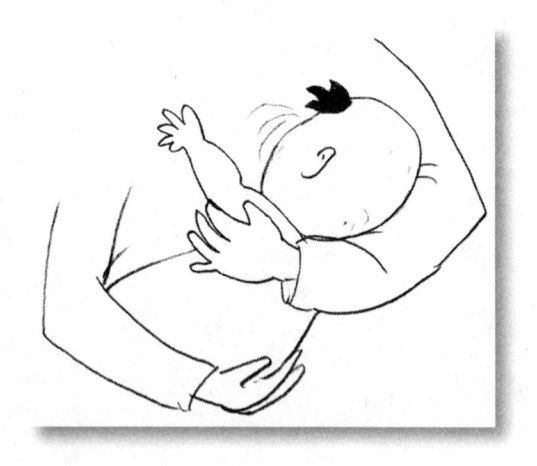

新生儿皮肤娇嫩，血管丰富，抵抗能力也较成年人弱，而母乳营养丰富，若将母乳涂在患儿皮肤上，无疑给细菌滋生提供了"培养基"。而且长期给宝宝的脸涂抹乳汁，细菌很容易从毛孔侵入，导致宝宝皮肤发炎。若宝宝生了湿疹，皮肤已经出现问题，再涂以母乳，只会使皮疹愈发严重。湿疹多半是由过敏引起的，母乳中并不含有治疗过敏的有效成分。

对于婴儿湿疹的治疗，我通常给孩子的母亲介绍的验方是以下两种：洗浴与外用并举，一般多能在短期内痊愈。

◎ 金银花藤洗浴方

组成：金银花藤（即忍冬藤）100克（干品50克）。

用法：水煎1小时，滤取汁液，倒入小儿浴盆中，给孩子洗浴头面及全身。药渣可再煎一次，药液供孩子第二次洗浴用。每日1剂，每日洗2次。

金银花藤甘、寒，无毒。具有清热解毒，疏风通络的功效。还有抗菌消炎，祛风止痒作用。临床观察表明，金银花藤叶煲水洗浴对小儿湿疹、皮肤瘙痒确有很好的作用。

用金银花藤配艾叶治婴儿湿疹疗效更佳。方法：艾叶一小把（15～20克），金银花藤用手抓两把（30～50克），加入冷水，先泡10分钟再开火，大火煮开，然后小火慢熬（半小时左右）即可，然后滤取药液，待药液凉到适合的温度时洗浴孩子的面部及全身。洗的时候要原液不加水，不然没有效果。艾叶又名家艾、艾蒿，是一种菊科多年生草本药用植物。它的茎、叶都含有挥发性芳香油。它所产生的奇特芳香，可驱蚊蝇、虫蚁，净化空气。因此，我国民间常用艾叶挂在门窗上驱虫杀菌。艾叶除了含有主要成分挥发油外，还含有鞣质、黄酮、醇、多糖、微量元素及其他有机成分等，有抗菌、抗病毒、平喘、镇咳、祛痰、抗过敏、止血和抗凝血、增强免疫功能等作用，外用熏洗有良好的消炎止痒作用。

◎ 墨旱莲液外用方

组成：墨旱莲鲜品适量。

用法：取墨旱莲鲜品适量洗净取汁，装入容器内加盖并在普通蒸锅内蒸15～20分钟消毒备用，待药液冷却后直接将药液涂于患处即可，每日数次。如无鲜草，可用干品50克左右煎取药液，用消毒纱布浸药液外敷，或浓缩后涂擦患处。

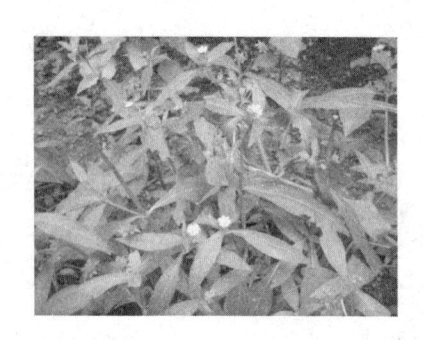

墨旱莲为双子叶菊科植物鳢肠的全草，墨旱莲有滋补肝肾，乌须固齿，凉血止血的功效。墨旱莲治疗婴幼儿湿疹原系一流传很久的民间单方，在《中医杂志》2004年第1期上陈刚庆医生曾介绍，单用或以该药为主配方治疗50余例婴幼儿湿疹患儿收到良好效果。从我们验证的病例看，同样证实此法对渗出性湿疹疗效为佳。婴幼儿湿疹系临床常见病，属中医学之"胎敛疮"范畴，主因湿热内蕴，外发体肤所致。墨旱莲性寒，有清热凉血和消炎收敛作用。用墨旱莲治疗婴幼儿湿疹对皮肤无刺激性，方法简单，经济，疗效可靠，值得推荐应用。

婴幼儿湿疹俗称"奶癣"。多发生在婴儿出生后1～6个月内（有干性和湿性两种）。疹从两颊开始，逐渐蔓延至额部、头上，少数可发展至胸背及上肢等部位。初起为细碎红疹，夹有丘疹、水疱，如擦破感染后则融合成片，瘙痒、糜烂，渗出黄水，干燥后结成黄色薄痂。

对婴儿湿疹的病因认识，明代陈实功的《外科正宗·奶癣》指出，究其根源是"婴儿在胎中，母食五辛……遗热与儿"；《医宗金鉴·幼科心法》认为是"胎中血热"与"落草受风"所致。可见本病既有"胎热"的先天因素，又有"受风（湿）"的后天因素，是两邪相搏，而发于肌肤。其实婴儿湿疹是一种过敏性皮肤病，这与现在所说的婴儿的过敏体质，加遇外界致敏原而发相似。

对本病的治疗，古代医家多运用疏风、渗湿、清热（凉血）三法，如内服"消风导赤汤""五福化毒丹"（《外科正宗·奶癣》）等。不过，对于婴幼儿湿疹多不主张内服药治疗，而且孩子的父母通常也不愿意接受。

我在临床上特别注意搜集这方面的外治偏方、验方，兹将经验证实有效的药方介绍如下。

◎祛风解毒汤

组成：地肤子、白蒺藜、白鲜皮、牡丹皮、苦参各10克，生薏苡仁12克，紫草5克。

用法：共煎水500～600毫升，轻轻拭去痂皮清洗疮面，1日2次，连洗5天，疹即消退，

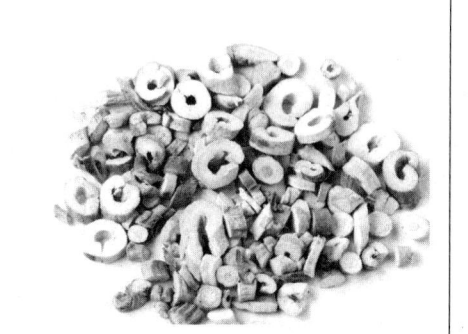

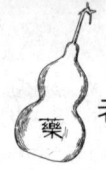

皮肤光复如初。常用祛风、清热解毒药煎汤外洗，一般5～7天即可治愈。

◎ 复方黄连霜

组成：黄连粉15克，青黛10克，枯矾10克，冰片3.5克，泼尼松150毫克。

用法：上药共研细末，加冷霜或市售雪花膏搅匀制成100克备用。外搽，每天2～3次，用药5～7天可见瘙痒消失，皮疹消退或留有少量干痂。

功效：本方具有无副作用、复发率低等优点，总有效率100%。

◎ 复方黄连软膏

组成：药用硫黄20克、雄黄10克、水杨酸5克、硼酸5克、冰片1克、松节油10毫升、凡士林加至100克。

用法：先将硫黄、雄黄、水杨酸硼酸和冰片分别研末过筛，放在乳钵中研匀后，加入熔化的凡士林，再加入松节油搅拌均匀即得。使用时将软膏均匀涂搽患处，每天2次。

注意：尽量避免药膏污染口眼；皮损渗出物过多者，可先用0.02%呋喃西林溶液湿敷1～2天，待分泌物减少后再涂搽本软膏；患处合并严重化脓感染者，可适当加用消炎解毒药物。用此法治疗后，一般3～5天即可获效。

◎ 银花汤合紫黄油膏

近年，辽宁中医学院附属医院皮肤科田静大夫创制紫黄油膏治疗婴儿湿疹，取得满意疗效。

用法：涂药前，渗出型先用银花汤（金银花、马齿苋、蒲公英各30克，白鲜皮、桑叶各20克，甘草50克）煎煮液冷敷；干燥型用银花汤煎煮液温洗。继则外涂紫黄油膏（紫草10克、黄连6克、金银花10克、地榆10克，将上药免煎颗粒剂用蛋黄油适量调匀外涂），每天2次。

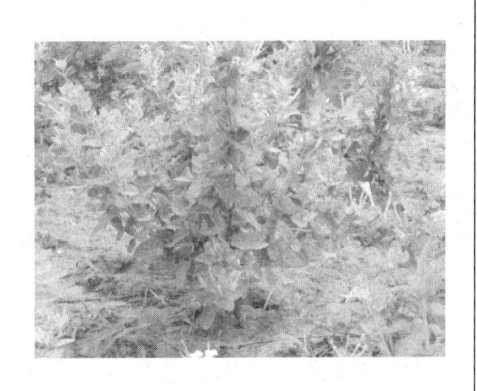

注意：渗出型用油膏稍稠，干燥型用油膏可稍薄。经用上方治疗38例（并设对照组，均为曾用过多种外用药疗效不佳或停药复发的病例），总有效率达94.74%。

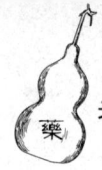

◎ **涌泉穴敷药法**

组成：生地黄、大黄各20克。

用法：研细末，加入白酒适量捣烂，敷于患儿两足心，每天换1次。

功效：该法用于婴儿湿疹的辅助治疗，多有裨益。

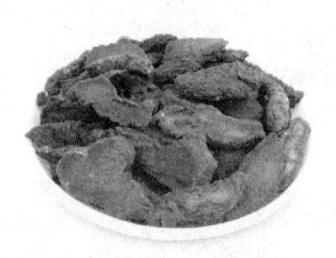

最后，再推荐一个治疗婴幼儿湿疹的简便偏方：第一，每次淘米之后，把淘米水加热3～5分钟，常温后给宝宝清洗患处；第二，清洗好宝宝的患处之后，用新鲜的土豆切成片，轻轻涂擦宝宝的患处；第三，给宝宝涂上一些润肤霜，丝塔芙的就不错，最好避免盲目外用激素类软膏。治疗湿疹的偏方并不是适合每个宝宝的，如果妈妈用了之后觉得没有效果，建议妈妈带宝宝去看医生。

温馨提示

注重湿疹孩子的护理

婴儿湿疹是婴幼儿时期最常见的皮肤病之一。喝牛奶的婴儿多见，吃鸡蛋时会加重，喂奶的母亲吃鱼类、蛋类也可使有些孩子长湿疹。

婴儿患了湿疹，乳母应注意少吃或不吃易过敏食物，忌食辛辣、鱼虾、海鲜等物。要注意宝宝的饮食，婴儿添加辅食时，注意营养搭配。避免食用易致敏的食物，可以用适量黄瓜皮煮水开后，待温度下降到适宜后，代替水给宝宝饮用。气候变化注意增减衣服，不要过冷过热，以免刺激皮肤。皮肤要每天清洗，避免用肥皂直接擦洗。孩子皮肤瘙痒严重时，要注意适当约束四肢，以防搔抓皮肤，引起皮损出血、感染。要勤换衣服和床单，室内温度要适宜。

痱子痒痛最难熬，瓜豆花草皆良方

症　状　痱子，皮肤显红色丘疹，瘙痒灼热
老偏方　苦瓜冬瓜汁；三豆汤；花草树叶熏洗方

赤日炎炎似火烧，痱子痒痛更难熬。酷热的夏季，痱子是一种最为常见的皮肤病，以儿童发病率为最高，小儿肥胖或皮肤不洁更易患此病，痱子多发生于面部、颊部、躯干、大腿内侧、肘窝等处，初起时皮肤上可见针尖大小红色斑疹，很快出现成群红色小丘疹或小水疱，有刺痒和烧灼感，小儿常用手搔抓、哭闹不安。

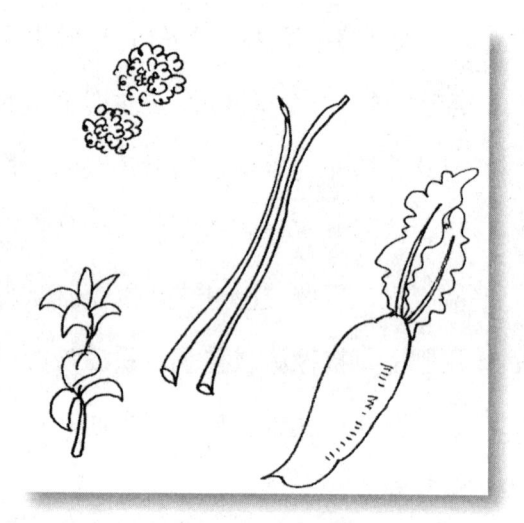

临床上大体上将痱子分为3种："晶痱"（俗称"白痱子"），症状最轻，治疗得当1～2天可愈；"红痱子"（红色汗疹），是汗液潴留真皮内，症状较重，有痒、灼热、刺痛的感觉；"脓痱子"，指痱子顶部有小而浅表的小脓疱，以孤立、表浅且与毛囊无关的粟粒脓疱为特点，处理不当可继发感染为疮疖。痱子不仅奇痒难熬，而且经搔抓后，还可

导致细菌感染,并发某些化脓性皮肤病,如暑疖、脓疱疮等。

中医学认为,痱子是因天气闷热、汗泄不畅、热不能外泄、暑热湿邪蕴蒸肌肤所致。故外治当以清暑解表、化湿止痒为主。

夏季清热祛痱,瓜蔬食疗可当家。首先,吃西瓜莫弃西瓜皮。西瓜皮在《中药学》里叫"西瓜翠衣"。本品甘、凉,无毒。《要药分剂》说它"能解皮肤间热";《饮片新参》说它"清透暑热,养胃津"。将西瓜皮洗净切片熬汤,或制作菜肴,长期食用,对预防痱子也有良好的效果。

其次,常吃冬瓜对防治痱子有好处。早在五代时期的《日华子本草》中就说:冬瓜"消热毒痈肿。切片摩痱子,甚良";梁代陶弘景记载,用其"捣汁服,止消渴烦闷,解毒。"

◎冬瓜汤内服方

小儿已起了痱子,可用冬瓜60克,加水煎汤饮用,每天1剂,连服7～8天;或冬瓜、海带、绿豆各30～50克,共煎汤,加白糖少许,连服7～10天,对治疗痱子有一定疗效。

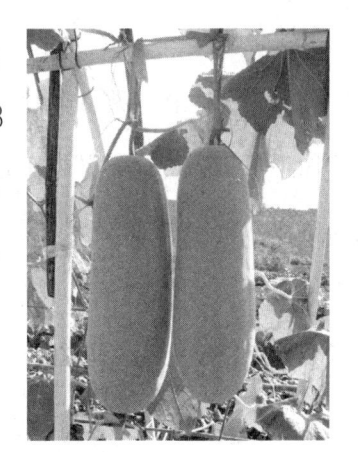

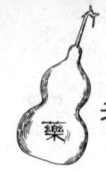

◎冬瓜冰片外搽方

冬瓜洗净，切片；冰片适量，研极细。将切成片冬瓜蘸取少许冰片末，轻轻摩擦生有痱子的皮肤，每日2～3次。本方祛痱止痒之效甚佳。唐·孙思邈《千金方》早有记载："治夏月生痱子，冬瓜切片，捣烂涂之。"可资验证。

再就是夏季莫忘给孩子吃苦味食品。苦瓜味苦、性寒，有清热除暑、解毒凉血之功效。《本草纲目》说它能"祛邪热"。欲预防痱子的发生，苦瓜便是最好的选择。苦瓜不但清热解暑，还能增进食欲，炒食、凉拌、做汤服均佳。以前老人们都知道用偏方苦瓜汁外用去痱子效果好。

苦瓜汁去痱子果真有那么神奇吗？如若不信就不妨试试。

取一根较嫩的鲜苦瓜，洗净去籽，切成小块，然后放蒜臼里捣烂成泥，用纱布包住苦瓜泥，挤压滤汁。然后把苦瓜汁直接涂抹到长痱子处，早、晚各一次。第二天，你就会发现孩子皮肤上的痱子颜色暗淡了不少。继续抹到第三天，痱子开始干瘪。第四天，长痱子的地方就会完好如初。同样的方法抹孩子的腋窝与臂弯处，过不了几天，发红溃烂的地方也会完全恢复。看到这样的结果你一定会大喜过望，哇！没想到一根小小的苦瓜，竟然治好了宝宝的痱子。

这里介绍另一则苦瓜汁的制作用法。

◎苦瓜汁

组成：鲜苦瓜 2 个。

用法：将苦瓜对半切开，将内部的白瓤连苦瓜籽一起挖出，放入锅中，加入清水。一根苦瓜的白瓤，大约加 300 毫升水。大火煮开后，转中火继续煮 8 分钟左右。然后自然冷却，水的温度降到不烫手为宜。捞出锅中的苦瓜内芯，将小毛巾放入水中浸湿，拧到半干，轻轻擦拭长痱子的地方即可。根据痱子程度的不同，连续坚持几天擦拭，每日 2～3 次。

应用这个苦瓜汁治疗小儿痱子时须注意：毛巾的温度不要太高，以免烫到宝宝。当然，也一定不可以用全凉的水擦拭，那样对痱子的治疗没有好处。特别提醒的是，夏季出汗后，马上用凉水洗脸，或凉毛巾接触皮肤，更容易长痱子。一定要多加注意！

还有一种方法是将苦瓜纵向切开，剔去瓜籽，将适量的硼砂置入其中。硼砂很快会溶解，用消毒棉球蘸瓜腹中的液体涂在痱子处，几小时后痱子即可止痒、消失。这种方法虽然快，但硼砂在配制溶解时的浓度很难掌握，用的时候最好问问医生。我的经验硼砂的用量一次以 3～5 克为宜。

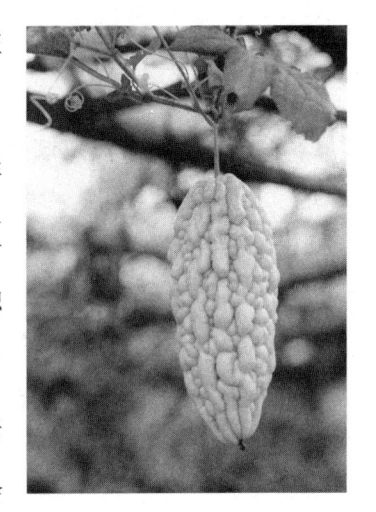

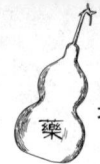

喝豆汤防痱子也是不错的选择。下面的食疗偏方可任选。

◎三豆汤

组成：绿豆、赤小豆、黑豆各10克。

用法：上述三豆加水600毫升，小火煎熬成300毫升（豆子在煎汤前浸泡1小时），连豆带汤喝下即可。

功效：从入夏后开始服用，既能补脾利湿，还能有效防治痱子。

痱子是盛夏常见皮肤病，小儿最易得之。中医学认为，此病是暑热挟湿，蕴结肌肤，导致毛窍郁塞所致。方中绿豆能清热解毒，消暑利尿，是夏季防治中暑、热痱的理想食物；红豆（赤小豆）清热利水、散血消肿，对疮疡肿疖有较好的清解作用；黑豆有补脾益肾，祛湿利水功效，又能制约绿豆之"凉性"。三味合用能增强清解热毒，健脾利湿功效，对夏季防治痱子和中暑都有较佳效果。如汤中加薏米20克以清热祛湿，则效果更好。

◎ 绿豆冬瓜汤

组成：绿豆30克，冬瓜30克，大枣10枚，冰糖少许。

用法：把前述配料（除冰糖外）一同放入砂锅中煎至烂熟，再加适量冰糖调和。每日1剂，连服1周。

功效：此汤夏季常服，可有效预防小儿痱子的发生。

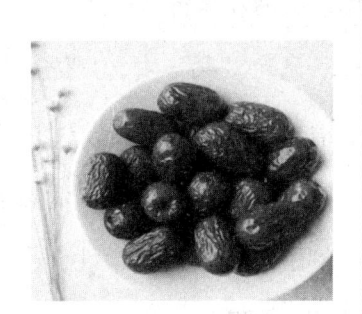

说到这里，要提醒孩子的妈妈要多关注身边的尤其是厨房里的治病良药。《中国民间疗法》1999年第8期就报道了用焦食盐治疗小儿痱子偏方。

◎ 焦盐湿敷方

将食盐适量放锅内炒至焦黄色取出，放凉备用。取适量焦食盐置于盆内，加适量温水，使之完全溶解，取一干净手巾放入盆中蘸湿，然后略拧，热敷于患处（其温热程度以小儿乐于接受为宜），1日数次，2～3日即愈。

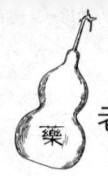

曾治李某，男，3岁。颈部、头部生痱子，外用痱子粉，数日未愈，用此法治疗2日即痊愈。

又有刘某，女，1岁。头面部生痱子，奇痒难忍，常常吵闹，用此法治疗1日，即见好，3日后痊愈。

食盐性味咸寒，有清热解毒、软坚散结的作用。将食盐炒至焦黄色缓解了对皮肤的刺激性，小儿更易接受，其收敛作用也更强。此法具有见效快、操作简单、易于被小儿接受等特点。

防治痱子就必须保持小儿皮肤清洁卫生，最好每天洗澡1～2次为好，而采用清凉祛暑的花草药浴则更有裨益。瑞娣女士曾向我们推荐了一则"双管齐下治痱子"的偏方。所谓"双管齐下"，就是用菊花、金银花、鱼腥草放在一起煎汤内服、药浴同时施行的方法。

◎银菊鱼腥草汤

组成：白菊花25克，金银花15克，鱼腥草70克（小儿酌减）。

用法：先将3味中药加适量水煎，烧开5分钟；取药液待温凉后放入2匙蜂蜜搅拌均匀，分2次服用，每日早晚各1次。另外，将上药加适量水再煎，烧开5分钟，待温凉。先用温开水将患处皮肤的汗水及分泌的油脂洗

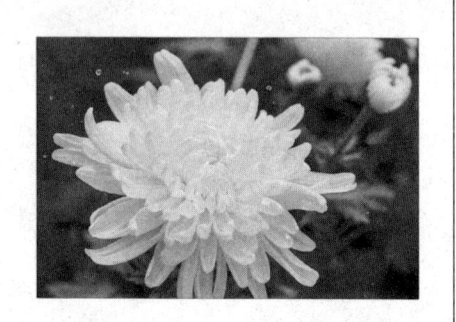

> 干净，然后进行药浴或将药液涂于患处，让其自然风干后再涂，反复数次，几分钟后痛痒缓解。

瑞娣女士每到夏季遍身都长痱子，今年夏天，就连家中3岁的男孩也同样跟着长痱子。周身瘙痒、灼热、刺痛。一位中药店退休老大姐向她介绍了这个验方，她立即来询问我可不可以用，会不会有效果？我告诉她这个偏方中白菊花疏风清热，金银花清热解毒，鱼腥草煎汁口服或涂敷，均有清热消肿、除痱止痒的作用，可以用的。于是，瑞娣和孩子照方使用，用后第一天皮肤渐渐有了凉爽感觉，刺痛症状也减轻。坚持使用一周后，她和可爱的宝宝皮肤上的痱子都逐渐消散了。我获取这个偏方后，也常将此法推荐给长痱子的患者，他们同样是屡试屡验，故辑录于此。

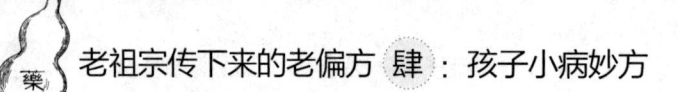

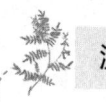

> 温馨提示

用花草树叶去痱奇方

◆ 痱子草浴

以痱子草为主洗浴治痱子，疗效颇佳。其配方用法是：取痱子草30克，配苦参、黄柏、苍术各20克，薄荷6克，藿香15克。每日1剂，水煎洗浴，一日2次。一般当天即可止痒，连洗5～7天即愈。

痱子草为唇形科植物石荠苎全草，又名紫花草、野香薷，其味辛苦而性凉，含挥发油、生物碱、皂苷和鞣质，有解表清暑止痒之功。该方既能清暑化湿，又能解表而通畅汗路，为治痱子良方。

◆ 薄荷浴

薄荷含挥发油，油中主要成分为薄荷脑、薄荷酮及乙酸薄荷酯等，在防治痱子方面也有特效。可用鲜薄荷150克，煎水洗澡，老少皆宜。

◆ 桃叶浴

用桃叶来防治痱子是一种古老的偏方。具体方法是，将桃叶阴干后盛于袋中，使用时取50克泡在热水里给孩子们洗澡，可以预防痱子的发生。如果长痱子的情况严重，用桃叶熬成汁掺到洗澡水中，或者直接用来涂抹患处，效果更佳。熬桃叶汁时，按照每100克桃叶加1000毫升水的比例进行。将其煎熬到只剩一半水量即可。由于桃叶中含有丹宁成分，可使痱子迅速消散，并起到解毒消炎、止痛止痒的作用。

此外，在温热水中加入十几滴风油精或20～30毫升十滴水，洗浴后也能使人精神抖擞，浑身凉爽，是防治痱子最为简便易行之法。把平时刷牙用的牙膏量的4～5倍（用药物牙膏如两面针、田七、芳草、洁银牙膏等为优）溶于水中，充分溶解搅匀后洗澡，洗后不仅感觉凉爽舒适，且痱子也会尽快消退。因为药物牙膏略呈碱性，能中和皮肤上的酸性代谢产物，并有抗过敏及消炎解毒作用，故可收到满意效果。

小儿暑疖有良方，内服外用宜清凉

症　状　颈部发际、面额结块，红肿疼痛，好发于暑热季节
老偏方　蒲公英；马齿苋；甘草油；外治偏方

6月的一天，张女士带着3岁的男孩小明来到我的诊室，她说孩子2周前后脑勺部长了疖子，开始也就是一个，一位西医大夫让他口服阿奇霉素，后又服阿莫西林，还用百多邦（莫匹罗星软膏）外搽，那次生的疖子确实是消了。可是，前两天又发现原来生疖子的旁边又生了3个疖子，而且前额偏左处还生了1个蚕豆大小的圆形疖肿。张女士害怕给孩子经常用抗生素不好，所以就找到了我这个中医，并希望我给她想一些简便而有疗效的治法。我经过诊视后说，这是孩子感染暑湿热毒引起的，若不彻底清除体内的暑湿热毒之邪，还是容易再发生疮疖的。好在疖肿初起，为防止毒聚热腐成脓，又考虑孩子小服中药多有不便，我就给他用了以下内服加外用的偏方。

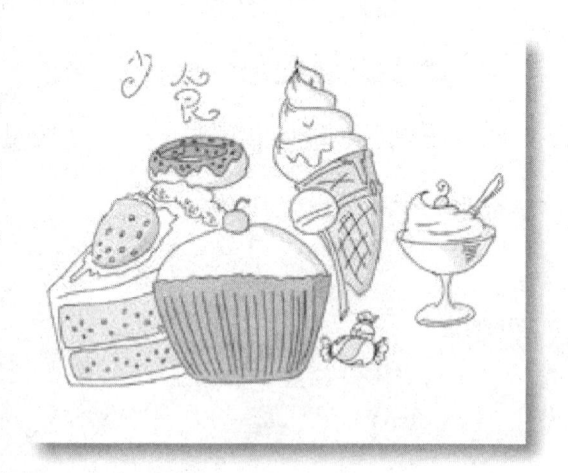

◎ 蒲公英粥

组成：鲜蒲公英 90 克（干品 45 克），粳米 100 克。先将蒲公英洗净切碎，加水煎煮，去渣取汁，与淘洗干净的粳米一同入锅，加水适量，先用旺火烧开，再转用文火熬煮成稀粥。分早、晚食用，连服 7 日。

功效：清热解毒，消肿散结。主治疖肿，局部皮肤潮红，肿痛，根脚很浅、舌红者。

◎ 凉拌马齿苋

组成：马齿苋 250 克。

用法：马齿苋洗净，放入沸水中烫数分钟，取出略挤干，切碎，加入香干末、糖、盐、味精、麻油拌和。分次佐餐服用，也可空腹服。

功效：适用于疖未成脓时，局部潮红，夏天经常食用也可用于预防疖肿，有益无害。

"蒲公英粥"用蒲公英煮粥食，清凉解毒。明朝李时珍言"蒲公英幼苗可食、可啖"；清代医家王士雄言其"嫩可为蔬，老则入药，洵为上品"。清末至民国时期医家张山雷在《本草正义》中说："蒲公英，其性清凉，治一切疔疮、痈疡、红肿热毒诸证，可服可敷，颇有应验，而治乳痈乳疖，

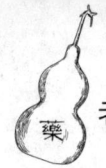

红肿坚块，尤为捷效。鲜者捣汁温服，干者煎服，一味亦可治之，而煎药方中必不可缺此。"说明蒲公英自古是食疗佳品。近代的药理研究证实，蒲公英对金黄色葡萄球菌、溶血性链球菌有较强的杀菌作用。此粥治疗疮疖肿诚为良药，于难以服中药汤剂的小孩子食疗最为适宜。

马齿苋是夏季的佳蔬良药，被人们誉为"天然抗生素"。有清热解毒、利水去湿、散血消肿、杀菌消炎、止血凉血等功效。药理研究表明对金黄色葡萄球菌、铜绿假单胞菌均有抑制作用。在中医学看来，马齿苋入心经，可以清心火。入肺经，可以散肺热。《黄帝内经》说：诸痛痒疮，皆属于心。而肺主皮毛。就是说各种痈肿、溃疡、湿癣，都跟心火和肺热有关。马齿苋既清心火，又散肺热，它的排毒功效既走血分，又走皮肤，内外兼治，所以对于上面所说的皮肤问题都有疗效。而且能清热利水去湿，治暑疖是最合适不过的了。用它调理各种皮肤病，可以内服和外敷双管齐下，把新鲜的马齿苋捣烂敷在患处，或者用干品煮水来泡澡，都是很不错的方法。

马齿苋最宜于治疗疮疖及化脓性疾病，民间常用鲜马齿苋120～180克，洗净捣碎，加水1000～1500毫升，煮沸（不宜久煎），待水温降至40℃左右时，用毛巾蘸药液溻洗患处，每日2～4次；或用4～6层纱布浸药液湿敷患处。每日2～4次，每次20～60分钟；亦可用马齿苋捣成泥糊状敷于创面，外加敷料固定，每日换药4～6次。溻洗和捣敷适用于化脓性皮肤病和外科感染，如暑令疮毒、疖肿、乳痈、丹毒、蜂窝织炎、肛周脓肿、甲沟炎等。

除了给孩子的母亲介绍了内服的食疗方，我还给她介绍了一则外治的药方。说来也挺简单的，那就是中药甘草配的药方。

◎甘草油外敷方

用大甘草，刮去皮，切细晒干，勿用火焙，研成细粉末（细小甘草无粉），以纯芝麻油（或纯菜籽油亦可，其他杂油如花生油等不可用），用瓷缸或玻璃缸，将香油盛入缸内，再纳入甘草粉，使之呈稀糊状（最好浸泡3昼夜后用效果更佳），即可使用。将甘草油厚涂于上，干时再涂，能泻火消肿止痛。此方治一切火毒疮疖，以及溃久不愈之溃疡俱效。治小儿暑天热疖疮，其效显著。

这个简便外治方源出《蒲辅周医疗经验》。蒲老先生（1888—1975）是现代著名中医学家，虽是名医大家却对古老的民间偏方多有考究，而且创造了许多简便验方，于临床应用屡试不爽。这个方中的甘草味甘性缓，能清火解百毒，生肌止痛；麻油、菜油亦能清火润燥，解毒杀虫。二药配合，有消肿解毒、止痛、杀虫、生肌之功效。经我们在临床上多次验证，这个外用方可治火毒疮以及经久不愈的表面溃疡症等。如遇初起的疖疮、小儿暑天热疖疮、阴部溃疡者将甘草油厚涂于上，干后再涂。一般涂1～3天即可收效。

张女士第五天带着孩子再次来到我的诊室，我高兴地发现他的疖肿全部消散了。张女士问那两则食疗方还要不要吃，我告诉她，蒲公英、马齿苋既是食材又是药材，特别是凉拌马齿苋是夏季药食俱佳的美味，如果加一点蒜泥搅拌一下，还可防治夏季最容易感染的细菌性痢疾，临

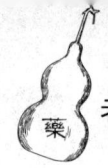

床上大多用于治疗菌痢、肠炎、急性关节炎、膀胱炎、尿道炎、肛门炎、痔疮出血等。近代发现马齿苋还能防治冠心病、糖尿病，男女老少服之皆宜。因此，我建议她夏季给孩子经常吃为好。

马齿苋有多种吃法，最常见的一种就是我上面提及的凉拌。把马齿苋掐根洗净，在滚烫的开水里焯一焯，再用凉开水浸透。吃时拌上蒜泥、精盐、味精，再滴些香油，吃起来清爽、滋润，既消暑祛火又增进食欲。亦可用马齿苋做汤，待调好佐料的烫水烧沸之后，把洗净的马齿苋直接下锅，开锅后再甩上个鸡蛋，入碗色香味俱佳，别有一番风味。民间谚语："马齿苋，沸水焯，人们吃了笑哈哈，为了啥？丑陋的白发消失啦"。可见，马齿苋确是一种极好的天然"绿色食品"，常食能营养保健、抗癌除病、延年益寿。但无论是作食用，还是作药用，均应适可而止。因为马齿苋毕竟是清热药。凡脾胃虚寒，肠滑作泄者勿用。

疖是单个毛囊和毛囊周围的急性化脓性炎症，其中以暑疖最为多见。暑疖易发于夏季，又称热疖，好发于头面，亦可见于颈、臀等部位，是一种发生于皮肤浅表的急性化脓性疾病。主要表现为局部皮肤红肿疼痛，可伴发热、恶寒、口干、便秘、小便黄等症状。小儿最宜患此病，特别是营养不良的小儿。产妇亦常见此病。

本病暑天易发，病因多由夏季气候炎热干燥，或在酷暑的烈日下曝晒，感受暑毒而成。小儿常因夏季天气闷热，汗泄不畅，暑湿蕴于肌肤而引起痱子，复经搔抓破伤皮肤，感染毒气转成本病。

暑疖初起为局部皮肤潮红，次日发生肿痛，根脚很浅，范围局限，多在3厘米左右。中医学将暑疖分为"有头疖"和"无头疖"两种：有头疖先有黄白色脓头，随后疼痛逐渐加剧，可自行破溃，流出黄色脓液，肿痛因脓液畅流而逐渐减轻。无头疖结块无头，红肿疼痛，肿势高突，3～5天成脓，切开，脓出黄稠，若迁延1周以上，切开则脓水稍薄，或夹血水，再经2～3天收口。暑毒轻者，一般无全身症状。暑毒重者，可遍体发生，少则几个，多则数十个，或者簇生在一起，状如满天星布（俗称珠疖），破流脓水成片，局部可有潮红胀痛，并可出现全身不适、寒热头痛、心烦胸闷、口苦咽干、便秘尿赤、苔黄脉数等症状。治疖总以清暑化湿解毒为基本法则，发作较重或多发性疖病最好配合内服清暑汤加减方：连翘15克，天花粉12克，赤芍12克，滑石（布包）9克，车前子15克，金银花15克，泽泻12克，淡竹叶6克，甘草梢5克。水煎分2次服，每日1剂。也可用鲜车前草、鲜野菊花、鲜蒲公英、鲜马齿苋等，任选1～2种，适量煎汤代茶饮。中成药如清解片、六神丸、六应丸等亦可酌选。这里不妨再介绍一则用甘草配方的外治方药。

◎黄连甘草粉

组成：黄连30克，甘草15克。

用法：将以上二药共研为极细末，香油调成糊状。用棉签蘸药涂患处，每日1次。

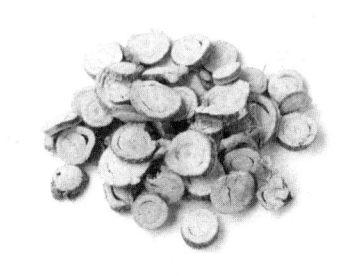

功效：适用于暑疖初起未溃者，薄涂其上，可消散疖肿；已溃者，中间常规换药，四周涂此药可消肿止痛，助于疮口愈合。

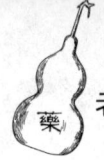

我们在前面已经说过，暑疖乃感受暑湿热毒而成。方中黄连甘草均清热燥湿解毒，香油清热润肤，故能应手取效。经临床验证，用此法治疗暑疖百余例，均1～3次见效。

本人从医四十多年来，特别留心搜集一些民间的偏方秘方用于防治疾病。下面就将我积累的一些防治暑疖的外治验方奉献给大家，供参考选用。

◎苍白洗剂

组成：苍耳子、白矾各30克，马齿苋12克。

用法：加水煎取药汁，熏洗患处，每日2次。或用马齿苋、野菊花各30克，水煎20分钟，取药液服用，将药渣趁热敷于患处。

功效：本方适用于疖肿初起。

◎蜂房三黄油

组成：露蜂房1个，黄连粉、黄芩粉、黄柏粉各2克。

用法：将露蜂房烧存性，研为细末，与三黄粉混匀，用茶油调和，外敷患处。

功效：有清热解毒，消肿止痛之功。

露蜂房，又名蜂肠、蜂窠、百穿、紫金沙、蜂叶子、野蜂房。为胡蜂科昆虫黄星长脚黄蜂或多种近缘昆虫的巢。味微甘，性平，有小毒。有祛风止痛、攻毒消肿、杀虫止痒之功效。常用于风湿痹痛，风虫牙痛，痈疽疔疮，瘰疬，喉舌肿痛，风疹瘙痒，皮肤顽癣等症。动物实验表明，蜂房有明显抗炎作用，水提取液 5.0 克 / 千克，其抗炎作用与氢化可的松 50 毫克 / 千克相仿。

治疗疔疮疖痈等化脓性感染，可取蜂房 50 克，加水 1000 毫升，煮沸 15 分钟，过滤去渣。用于浸泡或冲洗创面，每日 1～2 次，每次以洗净创面脓液、污物为度，洗后创面用消毒纱布专用敷盖，本法对外伤性感染、手术后伤口感染、疖、痈、烫伤、蜂窝织炎、新生儿皮下坏疽等均有一定疗效，特别对于坏疽性（溃烂的）和化脓性的疮面更为有效，药液具有去腐、生肌、消炎、止痛等作用，并能促进创口早期愈合，但对伴有发热及全身中毒症状者，则应酌情配合其他药物治疗。

◎三黄散

组成：硫黄、大黄各 15 克，黄连 6 克。

用法：同研为细末，用香油调匀成糊状，敷于患处。

功效：解毒消肿。

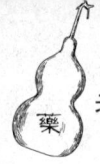

◎ 四黄二叶膏

组成：黄连、黄芩、黄柏、大黄、芙蓉叶、泽兰叶各25克。

用法：上药同研为细末，加冰片1克，用凡士林500克调匀。取适量药膏摊纱布上，外敷患处，每天换药1次。

功效：适用于重症疖肿的早期。

◎ 金冰如意膏

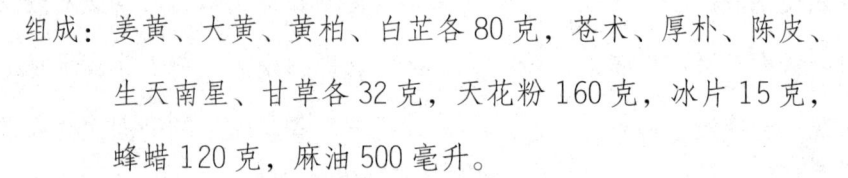

组成：姜黄、大黄、黄柏、白芷各80克，苍术、厚朴、陈皮、生天南星、甘草各32克，天花粉160克，冰片15克，蜂蜡120克，麻油500毫升。

用法：先将前10味药浸泡在麻油内24小时后，微火加热至沸，持续煎炸至白芷、生南星外焦黄而不发黑时捞出（约1小时）弃去药渣，用3层消毒纱布过滤麻油，后放入蜂蜡搅拌至完全溶解，待油温降至40～50℃时，缓慢加入冰片，边加边用玻璃棒搅拌至油蜡微结晶时，倒入已灭菌的容器内封闭备用。根据病变部位大小，取药膏5～10克，放入纱布中央，外敷患处。重者1日换药1次，轻者隔日换药1次，3次为1个疗程。据张义民等在《中医外治杂志》2003年第3期上报道，此膏对疖肿早期疗效显著，经治1～3个疗程的50例患者中，无1例化脓感染。

◎马齿苋白矾汁

组成：鲜马齿苋60克，白矾15克。

用法：将马齿苋捣烂绞取汁，再将白矾研末散入汁内，以鸡羽蘸药液涂搽，每日4～8次。这是刊载在《江苏中医》1966年第7期上的一则民间偏方，经临床验证确有良效。

疖肿的常规治疗是外敷药"唱主角"，再配合吃解毒消炎药，但也要经过化脓阶段，流脓淌水，污染衣被，病程一般要10多天。这里顺便给大家介绍一则来自民间的简易冰敷疗法。用冰敷治疖肿及各种皮肤炎症，可使炎症停止进展，吸收消散，不经化脓阶段而痊愈。方法是用鸡蛋大小的冰块，用布包裹，敷于患处，每次20～30分钟，每天8～10次。此法关键是早期应用，刚发现炎症立刻冰敷疗效好。冰敷后一般2～3天即可痊愈，操作简便，不用花钱。

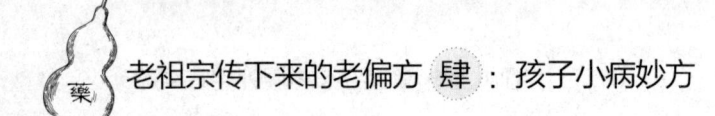

> **温馨提示**
>
> ## 暑疖外治贵在早
>
> 一般来说，疖肿初起可用金黄散、玉露散以银花露或菊花露或丝瓜叶打汁，将散药调成糊状，外敷患处。也可用新鲜的蒲公英、紫花地丁、芙蓉叶、马齿苋、丝瓜叶、乌蔹莓等药，任选其中1～2种，捣烂外敷，每日2～3次。对已成脓的疖，应切开排脓，脓出即易愈。患者应多喝开水，伴有全身症状者，应安静卧床休息。注意保持皮肤卫生，不吃刺激性的食物，少吃膏粱厚味的食品。已化脓者，外用药物尽量少用油膏类药物敷贴，以免脓水浸淫周围皮肤引起湿疹。
>
> 注意：对于已成脓的疖，千万不要在家里胡乱为孩子挤脓，应由医生切开排脓，脓出即获愈。俗话说，"疖无大小，出脓就好。"

赤小豆绿豆治痄腮，灵验效如神

症　状　痄腮（流行性腮腺炎），以耳垂为中心腮颊漫肿疼痛
老偏方　赤小豆蛋清糊；红绿双豆羹；涂墨方

痄腮，现代医学称之为"流行性腮腺炎"，是由腮腺炎病毒引起的一种急性全身性传染病。俗称"虾膜瘟""猪耳风""搭腮肿"。临床症状以发热、耳下腮部漫肿疼痛为主要特征。好发于冬春两季，主要发病对象为儿童，亦偶见成年人。该病的主要症状为发热、怕冷、咽痛、头痛，食欲不振，全身不适。1～2天后，腮腺以耳垂为中心肿大，伴胀痛感，体温可达39℃以上，张口咀嚼及吃酸性食物时疼痛更明显。

去年春季的一天，一位年轻母亲带着7岁的小男孩宁儿来到我的诊室。孩子的母亲告诉我，前两天宁儿发热，头痛，进食时直喊嗓子痛，乡村医生说是感冒，静脉滴注给予青霉素，可今天早上一看宁儿的两侧腮帮都肿了起来，还是发热，早上张口困难，连食粥都不行。我通过诊查发现，孩子两侧腮肿大，局部皮肤紧绷发亮微红，表面灼热，有轻触痛。眼红面赤，当时我告诉宁儿的母亲：你的孩子患的是流行性腮腺炎，中医学称为"痄腮"，俗称就是"猪耳风"。这种病是一种病毒感染，用抗生素类药是无效的，即使用抗病毒的西药疗效也不一定就那么好。

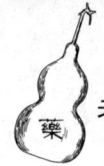

我给宁儿开了一则中药处方：蒲公英15克，牛蒡子9克，甘草5克，水煎服，每日1剂，连服3剂。接着向宁儿的母亲介绍了用赤小豆、绿豆治疗的二则偏方。

◎赤小豆蛋清糊

组成：赤小豆100克，鸭蛋清适量。

用法：先将赤小豆碾粉过筛，鸭蛋清适量与赤小豆粉调成糊状。涂纱布上敷患处，5小时换药1次。

◎红绿双豆羹

组成：绿豆200克，赤小豆100克，冰糖50克。

用法：绿豆、赤小豆淘净，入锅，加水适量，大火煮沸，改小火慢熬，至豆熟烂，再加入冰糖，煮沸即可。吃豆喝汤，一日分数次。连续服5天为1个疗程。

功效：用绿豆、赤豆制作的"二豆羹"能清热，消肿毒。最适宜于小儿腮腺炎初期。

宁儿的母亲第三天领着孩子来复诊，我发现孩子的腮腺部肿胀已全部消退，测体温已正常。蒲公英、牛蒡子、甘草等煎汤服，有清热解毒消痈肿之功；赤小豆、绿豆都有清凉解毒消肿的作用，内服、外用均佳。

我用这种"三管齐下"的方法治疗腮腺炎数十例，多能在 3～5 天治愈。

我在临床上还观察到，单独用赤豆糊外敷，一般也能在 24 小时内肿消热退，最长时间不过 48 小时即获显效。

提起赤小豆外敷治痄腮，还有一段美丽的传说。故事出自《朱氏集验方》：宋仁宗年间，赵祯皇帝突然两腮肿胀，隐隐作痛，急传令李御医。李御医通过切脉，又仔细查看两腮后奏道："陛下所患乃痄腮（即腮腺炎），因风温病毒之邪自口鼻而入所致，当内服普济消毒饮，外敷如意金黄散。"赵祯依其所授之法医治，病情不仅没有好转，反而恶化，两腮肿痛坚硬，张口困难，恶寒发热。御医们慌了手脚，紧急会诊，但众说纷纭，无有对策。赵祯大怒，下诏求医。那时京都古城，名医云集，然"伴君如伴虎"，谁也不敢冒此风险。

数日之后，京城来了一位号称赞宁的道士，他备上赤豆七十粒，研成细末，加入温水和鸡蛋清，调成糊状，美其名曰"万应解凝膏"。赞宁道士来到皇宫，将药给赵祯敷上。不几日，赵祯的病就痊愈了。

赤小豆又名红豆、赤豆。现代药理研究表明，赤豆含丰富的蛋白质、糖类、钙、磷、铁、硫胺素、核黄素及粗纤维等，具有利水除湿、和血排脓、消肿止痛的功效，可治痈肿、黄疸、水肿、便血等症。用赤小豆治痄腮，古代医家早有验证。《神农本草经》说赤小豆能"排痈肿脓血"；明朝李时珍《本草纲目》亦载："腮颊热肿：赤小豆末，和蜜涂之，一夜即消。或加芙蓉叶末尤妙。"

还有一则外治偏方值得一提：小儿患了痄腮，腮帮涂点墨汁准管用。

我早年在农村行医的时候，每每遇到小儿痄腮就习惯地用上解毒抗病毒药，如板蓝根冲剂、吗啉胍、维生素 C 等，往往效果并不满意。后

老祖宗传下来的老偏方 肆：孩子小病妙方

来，我发现一到腮腺炎流行季节，总有许多家长抱着孩子到一位民间中医那里，让他给孩子在腮帮上用研磨的墨汁画着奇怪的"符"，最后再在肿痛处满满地全部涂抹上墨汁。说来真奇妙，这些涂抹过墨汁的孩子，一般都能在两三天内肿消痛止——真是高手在民间哪！有一次，我去请教这位老中医那腮帮上画的是什么"符"，他看我年少好学又不耻下问，就将"秘诀"告诉了我：所谓用墨汁"画符"，那是为了迎合当时农村人的迷信心理，真正起作用的是墨汁具有清凉消肿的药用功效。用法也极其简单。

◎ 涂墨方

组成：砚台1块，醋（或用白酒）适量，冰片1.0克。

用法：将砚台加入适量醋（或用白酒），冰片1.0克，以好墨研磨，待冰片研匀、墨汁呈浓黑色时，以墨汁涂抹患处，每日2～3次。一般用3～5日即愈。

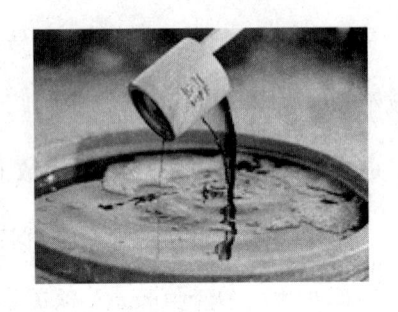

中医学认为，痄腮是风温邪毒壅阻少阳经脉，与气血相搏，凝滞耳下腮部而致。那么，为什么用墨汁治痄腮会有效呢？我们不妨来看看墨的成分。

早在唐代已有以墨为药的记载，那时的墨汁来源于天然石墨，到了明代，为使墨馨香扑鼻，墨色生辉及防蛀防腐，人们在制墨时加入了一些中药。比如徽墨中质量最好的"超漆烟墨"在桐油烟中加入麝香、冰片等中药；"京香墨"则由松烟末和胶质制成，研磨成墨汁外涂，可止刀伤出血，同醋或胆汁磨涂患处，可以消肿。

纵观历代医学著作的记载，"墨"主要是用作止血药。如遇吐血、衄血（流鼻血）时，可饮用此物。把这样的墨汁涂抹在痄腮的病变部位，其药用成分透皮吸收能开窍醒神、清热消肿、活血止痛。但要注意，如今的墨汁可不都含有中药成分，所以用墨最好是选用药墨，如前所述的"超漆烟墨""京香墨"等。

民间有许多食疗偏方，对小儿流行性腮腺炎有辅助治疗作用。现选介若干则，以飨读者。

◎白头翁炒鸡蛋

组成：白头翁9～15克，鸡蛋2个。

用法：将白头翁研成细粉，与鸡蛋调匀，炒熟后服，每日1剂，分2次服。

功效：适用于流行性腮腺炎。

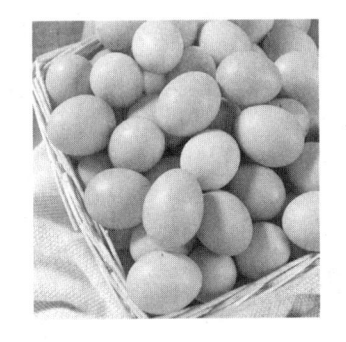

◎蒜泥马齿苋

组成：鲜马齿苋60克，大蒜泥10克。

用法：将鲜马齿苋加水煮熟捞出切段，放入蒜泥和酱油调味，拌匀即可。作凉菜随意食用，连用1周。

功效：适用于热毒蕴结型流行性腮腺炎。

◎蛇蜕炒鸡蛋

组成：蛇蜕（又名蛇蜕皮、龙衣）6～10克（10岁以下儿童用6克，10岁以上用10克），鲜鸡蛋2个，麻油适量。

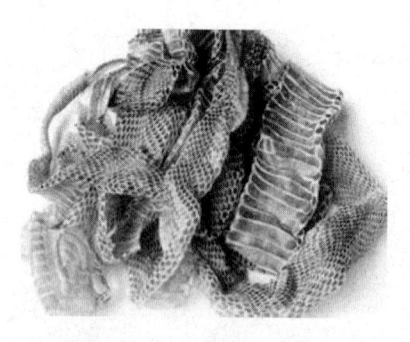

用法：将蛇蜕洗净，研成碎片，放入碗内，打入鸡蛋，搅拌均匀。炒锅内放入适量麻油，加热至八成热时，倒入蛇蜕鸡蛋，炒熟即可。每日1剂，分2～3次吃完。连服数日，病愈后停服。

功效：疏风清热、解毒祛邪。适用于小儿腮腺炎伴头痛发热。

◎绿豆菜心粥

组成：绿豆50克，白菜心3个。

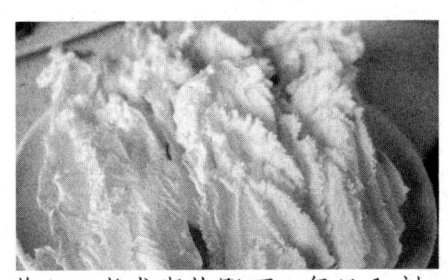

用法：将绿豆拣洗干净，入锅，加水适量，煮至绿豆皮裂开，再加入白菜心，煮成粥状即可。每日1剂，分2次吃完。连服4天。

功效：清凉解毒，通利胃肠。适用于小儿腮腺炎伴烦躁口渴，食欲不振或呕吐，大便干结，小便黄。另，将绿豆100克磨粉，用鸡蛋清调成糊状，敷于患处，配合治疗，效果更好。

◎二豆糖粥

组成：绿豆200克，黄豆100克，红糖100克。

用法：绿豆、黄豆淘净，入锅，加水适量，大火煮沸，改小火慢熬，至豆熟豆烂，加入红糖，煮沸即可。吃豆喝汤，一日数次。或代粥食之，连续数天，可减轻症状。

功效：清热、消肿毒。适宜于小儿腮腺炎初期。

◎酢浆草饮

组成：酢浆草 30 克。

用法：将酢浆草水煎，少量多次频服；另用酢浆草适量，加食盐少许，捣烂后敷于患处，每日 1～2 次，连服 2～4 天。

功效：具有清热利湿、凉血散瘀、消肿解毒之功效。

◎马齿苋茶

组成：鲜马齿苋 100 克，洗净捣汁，加冰糖 10 克，兑开水适量。

用法：当茶饮，连服 7 天。

功效：清热解毒、消肿止痛。适用于小儿腮腺炎伴发热、小便黄赤者。

◎浮萍散

组成：浮萍 90 克，大葱白 3 根。

用法：将浮萍研为细末，葱白熬水冲服。每日 1 次，每次 9 克。

功效：疏风消肿。适用于小儿腮腺炎初起。

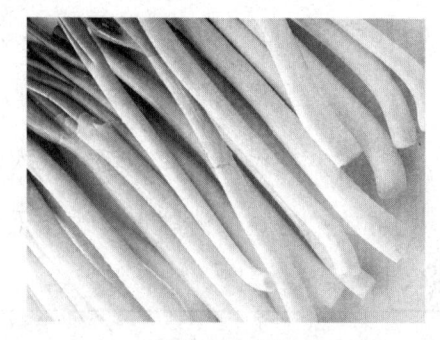

◎ 鸭蛋冰糖

组成：鸭蛋2个，冰糖30克。

用法：先将冰糖放入热水中搅拌溶化，待水凉后打入鸭蛋搅匀，上笼蒸熟。每日2剂，连服7日。

功效：适用于热毒蕴结型腮腺炎。

要提醒患儿家长的是，要特别注重孩子的起居饮食调理。腮腺流行期间，易感儿应少去公共场所，以避免传染；有接触史的易感儿应注意观察，或服用板蓝根冲剂3天。该病的治疗，一般是让患儿卧床休息，至腮腺肿胀完全消退。注意口腔清洁，以流食、软食为宜，避免酸性食物，多喝茶水。高热及严重并发症者，应到医院就诊。

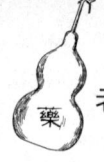

> **温馨提示**
>
> ## 重视腮腺炎患儿的护理调养
>
> 流行性腮腺炎往往因缺乏行之有效的治疗，一般抗生素和磺胺药物无效。抗病毒药物疗效不定，干扰素似有一定疗效，但治疗费用高，又不能缩短病程；利巴韦林、肾上腺皮质激素治疗尚无肯定效果。因而常使病程延长，有的还会并发舌下腺、颌下腺发炎肿大，以及脑膜炎、睾丸炎、卵巢炎等疾病，后两种疾病很有可能影响今后的生育能力。因此，一旦发现你的孩子患了腮腺炎，最好及时应用中医药治疗，并应重视护理调养，以免产生并发症。
>
> 具体地说，腮腺炎患儿的饮食调护应注意以下几点。
>
> ◆ **清淡流质饮食** 饮食宜清淡，选择便于咀嚼吞咽的流食。如米汤、藕粉、橘子水，新鲜的水果汁、蔬菜汁、西瓜汁、梨汁、蔗汁、胡萝卜汁及牛奶、鸡蛋花汤、豆浆等。病情好转尽快改食半流质软食。但必须细、软、烂易咀嚼吞咽。
>
> ◆ **多食清凉食物** 可多食香椿头（嫩芽叶）、马齿苋、芫荽、绿豆、赤小豆、丝瓜等，可绞汁服用，也可外敷。

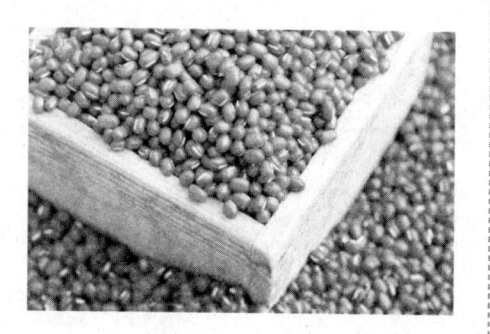

◆ **注意饮食禁忌** 忌辛辣发物。避免闻油及吃煎炒食物；避免酸性食物，多喝茶水。

此外，应让患儿卧床休息，至腮腺肿胀完全消退；注意口腔清洁。高热及严重并发症者，应到医院就诊。一般症状给予饮食治疗即可。

宝宝口疮痛难当，愈疡止痛有妙方

症　状　口疮疼痛，烦躁不安、哭闹、拒食、流涎

老偏方　淡竹叶；柴胡车前子汤；灯心草局部外敷方

口腔溃疡又称口疮。口疮和牙疼一样，看起来不起眼，疼起来却要人命。而且，由溃疡还可引发如发热、口腔破溃、影响食欲、烦躁、睡眠不安等症状。偏偏很多小宝宝都会时不时发生这样的情况，宝宝口腔溃疡是父母的心头病，口腔溃疡带来的疼痛让宝宝没有食欲不爱进食，这给许多孩子的父母带来忧虑与烦恼。

小儿的口腔溃疡和大人的溃疡是两回事，它是一种口腔黏膜病毒感染性疾病，致病病毒是单纯疱疹病毒（简称 HSV），而且有复发的可能性。HSV 感染发生于口腔黏膜所引起的病症称为疱疹性口炎，多见于 6 岁以下幼儿，尤其是 6 个月至两岁居多。受病毒感染后，宝宝会因疼痛而烦躁不安、哭闹、拒食、流涎。时间一长，肯定会影响宝宝的健康。

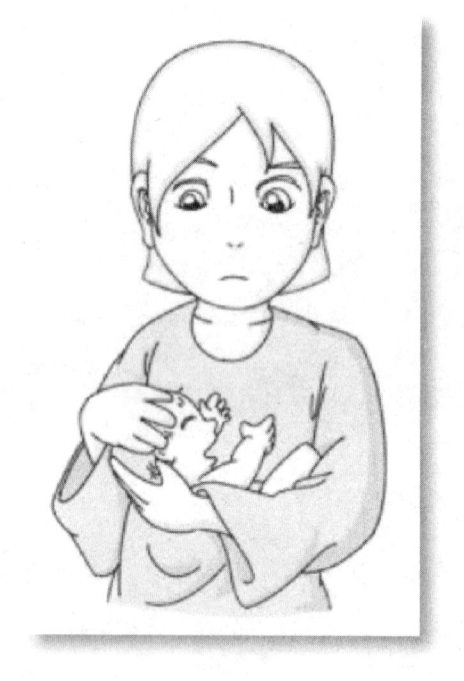

无论哪种原因的口腔溃疡，宝宝都会感到非常疼痛，吃东西的时候更是会疼上加疼，最要命的是溃疡在短时间内还好不了。怎样才能快速治疗宝宝口腔溃疡，看看下面介绍的偏方与治疗经验。

患儿明敏，2岁，口腔溃疡反复发作十分痛苦，进食则哭闹不停，烦躁不安，并伴有流口水。经查看其口腔及舌体多处糜烂，给予鲜竹叶1小撮，水煎代茶饮，2天后，口腔溃疡痊愈。

◎ 单味竹叶茶

组成：淡竹叶，每次一小撮（2～4克）。

用法：水煎取汁，代茶饮，每日1～2剂。

淡竹叶为禾本科，淡竹叶属多年生草本植物，根状茎。味甘、淡，性寒，归心、胃、小肠经。为清热除烦、生津利尿之要药。可治热病烦渴、小便短赤、口糜舌疮诸症。中医认为，口腔溃疡一症多为心移热于小肠，故用竹叶导邪热从小便而出，此法既可收显效，又便于婴幼儿口服。我们在临床上应用单味竹叶代茶饮治疗多例婴幼儿口腔溃疡，效果显著。

小儿口疮有时也不一定都因心火引起，肝风夹肝经湿热亦可导致口疮，而且常反复发作，缠绵不愈，此时当用柴胡车前子汤治疗。

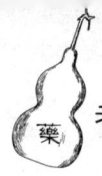

◎柴胡车前子汤

组成：柴胡6克，车前子10克，甘草4克。

用法：水煎服，每日1剂。

功效：疏肝祛风，清利湿热。用于小儿口疮久治不愈。

张女士家11岁的小男孩，口腔溃烂疼痛2周，曾以维生素C、甲硝唑治疗不效。张女士带着孩子来到我的诊室，经查口腔两颊部见绿豆大小溃疡两处，舌边绿豆大小溃疡一处，溃疡面黄白色，周围有红晕，中心凹陷，舌苔黄腻，脉弦。从中医辨证分析，考虑为肝经湿热，郁而化热之证。因思《内经》有"其高者，因而越之；其下者，引而竭之"之旨。治当上疏肝经风热，下清湿热。遂给予柴胡车前子汤治疗，服药4剂后，病孩诉口疮疼痛减轻，视其溃疡面缩小。效不更方，继服原方8剂，溃疡愈合，1个月后随访未复发。中医认为，口腔颊部及舌边是肝经所行之处，此证当属肝经之病。我们在临床上用此方治小儿口腔溃疡，每每获效。

在治疗小儿口疮的过程中，巧用中药外敷是最为适宜之法。其中以中药散剂应用较多，可供选用的有冰硼散、锡类散、牙疳散、口腔溃疡散、桂林西瓜霜、珍珠散、双料喉风散等。现就流传于民间且被临床应用较多的偏方、验方介绍如下。

宝宝口疮痛难当,愈疡止痛有妙方

◎ 灯心草末外敷方

组成:灯心草适量。

用法:取灯心草适量,将灯心草干品放入生铁小平锅内,锅置于火上烧,直到锅内药物黄焦或焦黑未燃着为止,然后取出研为极细药末。涂于口腔黏膜溃疡处即可。以溃疡面消失,不疼痛,进食正常为痊愈。

功效:灯心草有清热泻脾之功效。以其药末局部涂抹治小儿口舌生疮屡用屡验。一般涂抹1次即痛止,涂抹2~3次即见溃疡面愈合。

◎ 龙茄溃疡散

组成:茄子100克,地龙25克,猪头骨30克,侧柏叶20克,灯心草15克,冰片10克。

用法:采经霜打后的茄子(个小者为佳品)切片晒干或烘干,研细;地龙、侧柏叶焙黄研末;猪头骨放炉灶内煅透,灯心草直接用火烧成炭后共研细末;再取冰片用乳钵研细,加入诸药混匀同研为细末后,过筛装瓶备用。遇口腔溃疡者可直接取药粉涂撒溃疡面,一般经上药治疗5~6天可愈。

195

◎ 黄瓜霜

组成：老黄瓜1条。

用法：老黄瓜切去一小段，掏尽黄瓜籽后，装入芒硝，再将切下的一小段盖上，悬挂在阴凉通风处，5天以后，可见黄瓜表面附着一层霜，每天用毛笔将黄瓜霜扫下来，装入瓶中。用时先将口腔溃疡面用金银花与甘草煎成的汤洗净，然后将黄瓜霜撒于患处，每天3～4次。

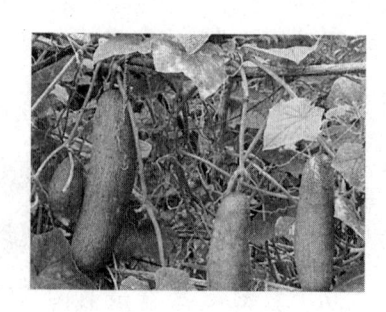

◎ 明矾蜘蛛散

组成：明矾60克，冰片1.5克。

用法：放入砂锅内加热熔化，并放入活蜘蛛6只，待白矾全部成为枯矾时离火，剔除蜘蛛，放乳钵内，加冰片共研细末。取药末吹患处。

◎ 猪苦胆霜

组成：猪苦胆1个。

> 用法：于猪苦胆上部剪一开口，将明矾末沿口塞入，塞满为度，用线将开口扎紧，悬挂于屋檐下自然晾晒，待猪胆表面出现一层白霜时（至少1年）取下，研成极细末，装瓶备用。用时取少许涂患处，每天3次。

临床上还可用复方儿茶散喷粉剂治疗，取儿茶60克，煅人中白45克，黄连18克，青黛18克，冰片9克，穿心莲9克，薄荷6克，共研细末，贮于喷粉器中，置阴凉处，每日喷5～6次。据临床观察，此方治复发性口疮及急性疱疹性口炎均有良效。

用中药吴茱萸敷涌泉法治小儿口疮也有良效。若溃疡长久不愈，可用吴茱萸焙干研末，每次取药粉12克，用陈醋调成软膏状，做成圆形小饼，贴于双侧涌泉穴（位于足前部凹陷处第2、3趾趾缝纹头端与足跟连线的前1/3处），每晚睡前贴敷，意在引火归元，使上炎之火随辛热之物下行。一般连用3～5天即可取效。还可用吴茱萸、细辛各等份研末，以30%二甲亚砜或陈醋调成软膏，装瓶备用。每晚临睡前洗净双脚，擦干，取药膏如蚕豆大置伤湿止痛膏中心，贴于双足涌泉穴，每天换药1次，一般用药4～5天有显效。

> 温馨提示

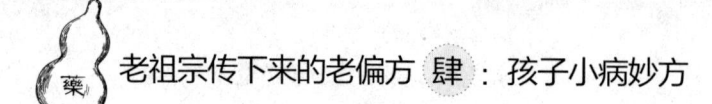

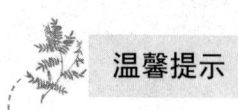

孩子口腔溃疡要重视护理

虽然对付口腔溃疡还没有特效疗法,但家长可通过以下方法来减轻宝宝的痛苦。具体地说,要注意以下3点。

◆ **要找到溃疡部位,明确病因** 在宝宝口腔有溃疡时,要仔细观察宝宝的口腔,找到口腔溃疡的具体部位。如果溃疡在颊黏膜处,就要进一步找到造成溃疡的原因:比如看看患处附近的牙齿是否有尖锐不光滑的缺口,如果有这种缺口,就应当带宝宝去医院处理。

◆ **精心护理创面,避免刺激** 不要给宝宝吃酸、辣或咸的食物,否则宝宝的溃疡处会更痛。应当给宝宝吃流食,以减轻疼痛,也有利于溃疡处的愈合。平时使用一些含有香料的牙膏或者涂抹一些含刺激性的药物,也会引起宝宝口腔溃疡。所以在选择儿童牙膏及药物时要谨慎小心,不要随意应用激素类药膏涂抹。

◆ **注重心理安抚,促进愈合** 值得注意的是,小儿的口腔溃疡有时也可能与精神因素有关。比如孩子因为某些事而表现为过度兴奋或焦躁,都会促使口腔溃疡的发生。多关心一下宝宝,多和宝宝谈心,转移他的注意力,给宝宝创造一个轻松、愉快的生活环境等,都有利于促进溃疡愈合,加速口疮的康复。

小儿流涎不止，不妨吃点白术糖

症　状　小儿流涎，流口水不止
老偏方　白术糖；摄涎饼

张女士5岁的小男孩亮亮，3个月前曾因发热、腹泻住院治疗，病愈后形瘦食少，经常流涎缠绵至今，白天脖颈、前胸一直是湿的，晚上口水常浸湿衣被。亮亮的母亲为此颇为烦恼，因此向我求助。观小亮亮形瘦神疲，面色无华，舌淡苔薄，脉象濡细，知其为病后体虚，中虚本元不足所致涎流不摄，予以白术15克，益智仁15克，大枣20克，每日1剂。嘱浓煎取汁，日服3次，5剂而流涎大减。随后以"白术糖"食疗，10日而愈，迄今未再发作。

◎白术糖

组成：生白术30～60克，绵白糖50～100克。

用法：先将生白术晒干后，研为细粉，过筛；再把白术粉同绵白糖和匀，加水适量，调拌成糊状，放入碗内，隔水蒸或置饭锅上蒸熟即可。每日服10～15克，分作2～3次，

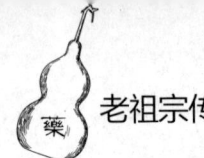

> 温热时嚼服，连服7～10日。
>
> 功效：健脾摄涎。适用于小儿流涎。

流涎俗称流口水，小儿流口水的原因是多方面的。生理性流涎是因婴儿正处于生长发育阶段，唾液腺尚不完善，加上婴儿口腔浅，不会调节口腔内的液体，因而，小儿会时常流口水，这是正常现象。随着乳牙的出齐和月龄的增长，口腔深度增加，唾液的分泌量也会逐渐转为正常，这时，流涎也会自然停止。

病理性流涎原因大致有两个方面：一是大人们经常因宝宝好玩而捏压小儿面颊部，导致腺体机械性损伤。腮腺有损伤的儿童，唾液的分泌量和流涎现象大大超过正常。二是小儿患有口腔疾病，如口腔炎、黏膜充血或溃烂，或舌尖部、颊部、唇部溃疡等，也可导致小儿流口水。小儿流口水常常打湿衣襟，容易感冒和并发其他疾病，有的不经治疗甚至会数年不愈。有少数小儿的流涎是由脑炎后遗症、呆小病、面部神经麻痹导致调节唾液功能失调而造成的，应去医院明确诊断。

在中医看来，小儿流涎的原因有脾脏虚寒、脾经蕴热两种情况，其基本病机是"脾失摄津"。可在准确辨证基础上选用下列食疗偏方进行调理。

1. 脾脏虚寒

这种原因引起的流涎，可见口水清澈、色白不稠、大便不实、小便

小儿流涎不止，不妨吃点白术糖

清长、舌质胖嫩、舌苔薄白。治疗当用温补脾阳之法。

◎摄涎饼

组成：炒白术20～30克，益智仁20～30克，鲜生姜50克，白糖50克，白面粉适量。

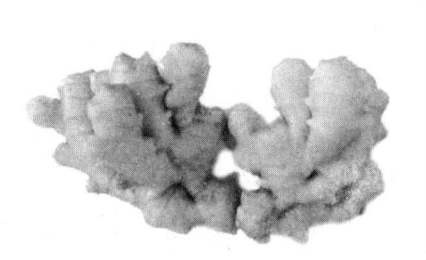

用法：先把炒白术和益智仁一同放入碾槽内，研成细末；把生姜洗净后捣烂绞汁；再把药末同白面粉、白糖和匀，加入姜汁和清水和匀，做成小饼15～20块，放入锅内，如常法烙熟，备用。早晚2次，每次1块，嚼食，连用7～10天。

功效：健脾摄涎。适用于小儿口角流涎。

注意：此方对小儿口腔溃疡、小儿口疮所致的流涎忌服。

◎白术益智仁茶

组成：炒白术9克，益智仁6克。

用法：上两药加水煎取药汁，频频当茶饮。

功效：此方有健脾化湿、温中止涎之功。

◎ 益智粥

组成：益智仁30～50克，白茯苓30～50克，大米30～50克。

用法：先把益智仁同白茯苓烘干后，一并放入碾槽内研为细末；将大米淘净后煮成稀薄粥，待粥将熟时，每次调入药粉3～5克，稍煮即可；也可用米汤调药粉3～5克稍煮。每日早晚2次，每次趁热服食，连用5～7天。

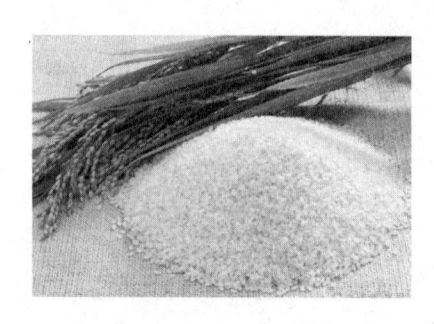

功效：此方来源《补要袖珍小儿方论》，有益脾、暖肾、固气之功效。适用于小儿遗尿，也可用于小儿流涎。

◎ 姜糖神曲茶

组成：生姜两片，神曲半块，食糖适量。

用法：将生姜、神曲、食糖同放罐内，加水煮沸即成。代茶随量饮或每日2～3次。

功效：有健脾、温中、止涎的功效。

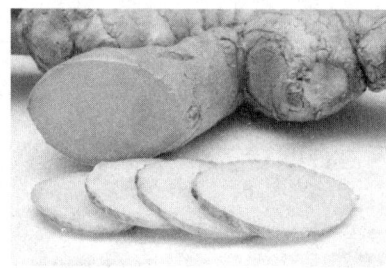

◎薏仁山楂茶

组成：薏苡仁 100 克，生山楂（鲜者更好）20 克。

用法：上两药加水 650 毫升，文火煮 1 小时，浓缩汤汁分 3 次空腹服食，每日 1 剂，连服 7 日。

◎白术绿茶饮

组成：绿茶 1～2 克，白术 10～12 克，甘草 3～5 克。

用法：后两味水煎取汁，加入茶叶即可。每日 1 剂，当茶饮。

功效：健脾祛湿，治脾虚而不能摄津之流涎。

2. 脾经蕴热

这种原因造成的流涎，口水较稠，浸湿胸前，进食时更多，伴有面色潮红、大便偏干、小便短少、舌红、苔薄黄。其病因是素体阳盛或食积化火，致使脾经积热，而廉泉不能约制而成。故治疗应用清泻脾热之法，可服用泻脾散。

◎青果茶

组成：青果 10 克，石斛 15 克，灯心草 2 克，生地黄 15 克。

用法：上药加清水400毫升，煮取100毫升药液，再与雪梨汁50毫升混合后饮用，可按此法连用7～10日。

功效：对热邪壅滞之流涎有良效。

◎ 大枣陈皮竹叶茶

组成：大枣5枚，陈皮5克，竹叶5克。

用法：将大枣、陈皮、竹叶加水一并煎服。每日1剂，分2次饮服，连服3～5剂。

功效：健脾益气、止涎。适用于心脾有热的小儿流涎。

◎ 滑石饮

组成：生石膏18克，滑石（包煎）18克，甘草3克。

用法：水煎2次，混合两次所煎药汁，分上、下午服。每日1剂。

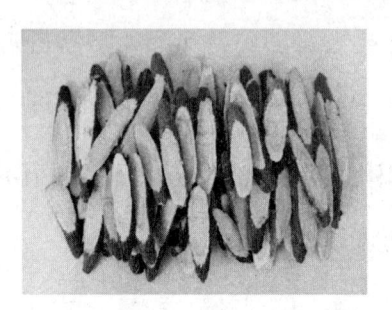

功效：清热利湿。用于治疗脾胃湿热内蕴之小儿流涎，能获得满意的效果。

此外，穴位贴敷疗法治小儿流涎也是不错的选择。用吴茱萸30克，研细过筛，每次取药粉10克加适量米醋，调成稠糊状，分贴在双足涌泉穴上，用两层纱布包裹，胶布固定，每10～14小时更换1次，根据病情轻重，一般患儿贴敷3～4次即愈，未彻底痊愈者可再加敷5次左右。用焦栀子粉敷脐也有一定的疗效，方法：取焦栀子20克、糯米5克，将二者共研为细末，开水调成稠膏（药干再滴水，使之湿润），敷于肚脐，外盖纱布，胶布固定，1～2天换药1次。

温馨提示

注意护养好流涎的小儿

婴儿唾液呈酸性，还含有一些消化酶，对皮肤有刺激作用。唾液常浸泡下颌、颏部直至颈部皮肤，会使局部皮肤发红、轻度肿胀，甚至糜烂、脱皮。因此，父母应注意对婴儿下颌、颏部、颈部常用温水清洗，涂些油脂，保护皮肤。在擦流涎时要轻，以免损伤皮肤。

对流涎小儿要细心观察，辨明原因，加强护理。如果本来唾液不多，短期内突然增多，或已能吞咽过多的唾液，一度已不流涎，而以后又出现流涎，则要观察小儿有无发热；哭吵厉害，应

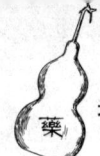

检查一下口腔，发现口颊黏膜很红，那是因为口腔发炎的缘故。病情轻的要注意口腔卫生，局部涂冰硼散或金霉素甘油；如果红得厉害，甚至口腔黏膜还有溃疡，应做好口腔护理，多清洗口腔，并及时控制感染。

咽喉炎，咳不止，巧用偏方疗效好

症　状　咽部不适，"咔咔"声如犬吠样咳嗽
老偏方　丝瓜花蜜茶；喷喉黄瓜霜

孩子咳嗽，对许多家长来说是件苦恼的事情。小男孩毛毛今年3岁了，最让妈妈头疼的是他经常感冒，并且每次感冒后都继发咽炎，持续很长时间。为此，毛毛妈走访了很多医院，可效果并不明显。她真的不知道该怎么办才好。偶然的机会，热心的邻居告诉毛毛妈：楼上的王医生是中医，治疗小儿病有一些小窍门，你不妨去找他咨询一下。当毛毛妈带着宝宝来我处时，我给他开了三剂中药，服后咳嗽明显减轻，但就是为孩子拒药导致喂药难而犯愁，于是我给她介绍了两个小偏方，孩子服用一段时间后，果然见效了，这可乐坏了毛毛妈。

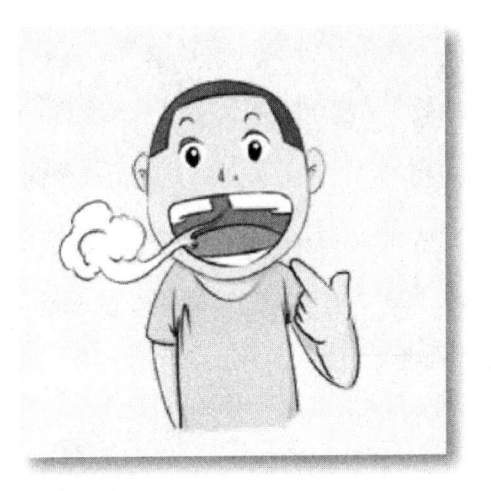

第一则小偏方是丝瓜花蜜茶。

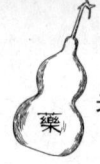

◎ 丝瓜花蜜茶

组成：鲜丝瓜花 20 克（干者 10 克），蜂蜜 20 克。

用法：将丝瓜花洗净撕成小片，放入带盖茶杯中，加适量沸水冲泡，盖上盖子焖 15 分钟，放入蜂蜜搅化后，即可趁热饮用或当茶水频频含服，每天 1～2 剂。

丝瓜花性寒，味甘微苦。入肺、脾二经。有清热解毒、利咽止咳之功效。《滇南本草》说它"清肺热，消痰下气，止咳，止咽喉疼，消烦渴，泻相火。"上面这则偏方即记载于此书。蜂蜜有滋养、润燥、解毒之功效，尤擅润肺止咳，治疗肺燥咳嗽，咽痒喉痛有良效。

第二则偏方是自制喷喉黄瓜霜。

◎ 喷喉黄瓜霜

组成：成熟大老黄瓜 1 条，明矾（或芒硝）适量。

用法：将老黄瓜切开顶端，挖去瓜瓤和瓜籽填满明矾，仍以原盖盖上，用竹签插牢。用绳拴住瓜体，挂在阴凉通风处。数天后，瓜上出现一层白霜，用洁净的鹅毛或洁净的毛笔刷下白霜，装入瓷瓶封存。使用时做一小纸筒，盛药少许吹入咽喉部，每日 4～5 次。一般用药 4～5 天，可获显效或痊愈。

黄瓜霜味甘、咸，性凉。有清热泻火、抗炎解毒、消肿止痛、利咽润喉之功效。对小儿急慢性咽喉炎、急慢性扁桃体炎引起的咽喉肿痛，咽痒咳嗽，以及口舌生疮都有较好的疗效。

小儿慢性咽喉炎总在感冒后复发或症状加重。宝宝常常感到咽部不适，以声音嘶哑、刺激性干咳为主症。喉咙里有异物感，发痒、干燥、微痛，分泌物时多时少较黏稠，附在咽喉的后壁，引起刺激性咳嗽。早晨起来，常常需要用力咳出分泌物。究其原因，大多是上呼吸道感染反复发作引起的，也有的是由于延误了治疗而转为慢性咽喉炎，或者是各种鼻病、慢性扁桃体炎或龋病等影响所致。

小儿慢性咽喉炎的病因较为复杂，病情常反复发作，经久不愈，治疗上有一定难度。目前西药治疗大多是暂时控制病情，但服用太多抗生素对人体有害无益，因为滥用抗生素可能导致咽喉部正常菌群失调。会引起细菌抗药性加强，人体免疫功能减退，致使病情反复难愈。相比较而言，中医在治疗小儿慢性咽喉炎方面，较西医能够改善病情。中医认为其病因属于肺肾阴虚导致的虚火上升、咽喉失养；或肺胃热积、煎熬津液、熏灼喉咙所致。治当清肺润燥、利喉开音。这里仅介绍几则食疗偏方，供参考选用。

◎杏仁雪梨汤

组成：杏仁5～10克，梨1个，冰糖30克。

用法：先将梨削皮去核，切成小块；杏仁研碎。将梨、杏仁、

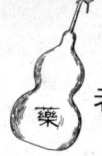

冰糖共置碗中，加适量水放锅内隔水蒸或炖1小时即可。食梨喝汤，每天1次。

◎ 桑菊杏仁茶

组成：桑叶10克，菊花10克，杏仁10克，冰糖适量。

用法：将杏仁捣碎后，与桑叶、菊花、冰糖共置于保温瓶中，加沸水冲泡，盖上盖子焖15分钟后，即可当茶水徐徐饮用，边饮边加开水，每天1剂。

◎ 双根大海饮

组成：板蓝根5～10克，山豆根3～5克，甘草5克，胖大海3克。

用法：上述药共置于保温瓶中，用沸水冲泡，盖上盖子焖20分钟后即可。当茶水频频饮用，也可加水煎煮后，倒保温瓶中慢慢饮用，每天1剂。

咽喉炎，咳不止，巧用偏方疗效好

◎ 鸭蛋薄荷汤

组成：鸭蛋1～2个，新鲜薄荷15～30克，食盐、味精适量。

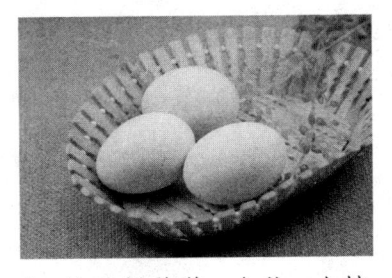

用法：先将砂锅内加入适量水，烧沸后打入鸭蛋，煮至半熟时，放入鲜薄荷、食盐、味精，再煮片刻即可。食鸭蛋饮汤，每日1次，连服7天。

◎ 绿豆百合粥

组成：绿豆15克，百合10克，粳米60克。

用法：上述3味分别用清水淘洗干净。放锅内加适量水慢慢煨煮，煮至豆烂粥熟，加适量冰糖即可。每日1次，连服数天。

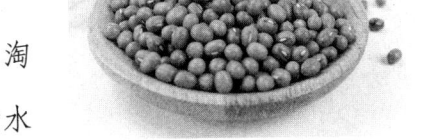

◎ 麻油蛋汤

组成：鸡蛋1只，麻油适量。

用法：将鸡蛋打入杯中，加麻油搅匀，冲入沸水约200毫升，趁热缓缓饮下。以清晨空腹为宜。

◎ **蜂蜜藕汁**

组成：鲜藕、蜂蜜各适量。

用法：将鲜藕绞汁 50～100 毫升，加蜂蜜一汤匙调匀，徐徐含咽。每日 1 次，连服数日。

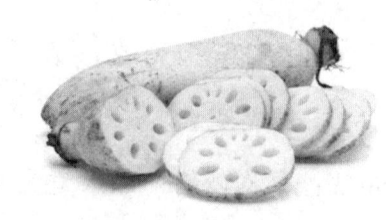

此外，还有一种特殊的咳嗽，听起来如同狗叫，发出"咔咔"声，叫作犬吠样咳嗽，这是急性喉炎的特有症状。如果发憋、青紫，说明喉头水肿严重，威胁着孩子的生命。特别是孩子感冒后，机体抵抗力下降，容易导致慢性咽喉炎急性发作，此时要及时到医院看医生，以求得到及时有效的治疗。

> 温馨提示

重视饮食调护促康复

◆ **饮食结构要合理**

对患儿饮食调配要注重清淡、味道爽口。新鲜蔬菜如青菜、大白菜、萝卜、胡萝卜、西红柿等，可以供给多种维生素和无机盐，有利于机体代谢功能的修复。大豆制品含优质蛋白，能补充由于炎症机体损耗的组织蛋白，且无增痰助湿之弊。还可适当增添少量瘦肉等富含蛋白质的食物。菜肴要避免过咸，尽量以蒸煮为主，不要油炸煎炒。俗话说"鱼生火，肉生痰，青菜萝卜保平安。"在小儿咳嗽时，注意一下是有道理的。

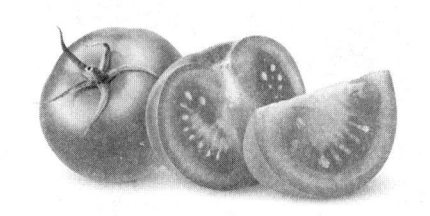

◆ **饮食有节要紧记**

要保证患儿吃饭时间和质量，暴饮暴食会导致胃肠功能紊乱，影响消化和吸收，造成体质衰弱，容易感冒，加重咽炎；教育和引导孩子不要偏食，如过量食入肉类和油煎食物，不吃蔬菜，或过食生冷瓜果，会造成脾胃功能下降，痰湿自生，引发感

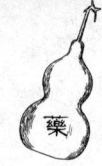

冒并诱发和加重咽喉炎；不要吃过热、过冷、过甜或辛辣刺激食物，避免咽部黏膜经常处于充血状态，加重咽部不适症状。

◆ **爸妈切记勿吸烟**

二手烟对患儿咽部的危害极大，为了宝宝的健康，吸烟的父母，必须戒烟。家庭成员（包括爷爷奶奶）、家中来客千万不能在客厅抽烟，最起码不要在孩子面前吸烟。

缓解习惯性便秘，不妨试试肉苁蓉

症　状　大便燥结，努挣不下，顽固难愈
老偏方　苁蓉决明茶；苁蓉麻子仁膏；苁蓉羊肉粥

新疆喀什的李先生来信咨询：家里的孩子6岁了，不知道是什么原因，每次如厕都很痛苦，有时努挣得汗直流还不行。现在让孩子注意调节饮食，多吃蔬菜、水果，也适当锻炼，但效果不明显。想咨询一下，有没有什么偏方，能缓解习惯性便秘？

我告诉李先生，大便经常秘结难解，排便间隔时间延长（2～3日），且无肠道器质性疾病和其他机械性阻碍者，称为习惯性便秘。便秘的原因很多，主要有排便动力缺乏、肠道受刺激不足和不良的排便习惯等。中医学认为，本病多由气机不畅和气血亏虚所致，可以尝试使用肉苁蓉来治疗。我在信中给他开了一个简便方。

◎苁蓉决明茶

组成：肉苁蓉10克，炒决明子10克，蜂蜜2汤匙。

用法：诸药同放保温杯中，开水冲泡，当茶饮用。每日1剂。

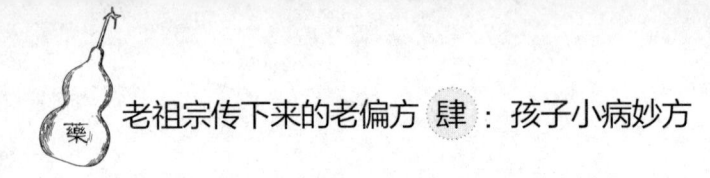

我知道肉苁蓉是李先生家乡的特产，决明子在药店里也能方便购得，所以开了上面的处方。不久，李先生就回信说孩子的便秘基本痊愈了。

有的人一发现自己便秘就自服大黄苏打片、麻仁丸；或番泻叶、大黄、芒硝之类；或香蕉、蜂蜜等，有些人能缓解症状，但是有的人却怎么也不能解决问题。中医治便秘也是需要辨证的，一般属于实热性便结者，可以在医师指导下施用以上一些方法，对一些便秘是可以改善或部分改善的。然而对儿童患者却多有不适。

肉苁蓉这味药，又名大芸、寸芸、苁蓉、地精等，具有极高的药用价值。素有"沙漠人参""活黄金"之美誉，民间也流传着"宁要苁蓉一筐，不要金玉满床"的谚语。肉苁蓉性味甘咸而温，有补益肝肾、润肠通便的功效。它质地柔润，药性缓和，补而不峻，无燥烈之害。药理学研究表明，肉苁蓉有延长果蝇寿命的作用，并有降低血压和增强免疫功能的作用。肉苁蓉中所含有的无机盐类及亲水性胶质类多糖，有推动肠蠕动、促进排便的缓泻作用。用肉苁蓉熬粥、泡茶或煲汤喝，对防治便秘很有效，不但可以解决便秘的问题，而且可以轻体而健身。

决明子味甘、性微寒，有清肝明目，润肠通便的功效。性温的肉苁蓉配以微寒的决明子，相辅相成，更趋于平和，所以很适合中老年便秘患者长期服用。

我这里要告诉大家，决明子治便秘有一个最优的特点，那就是使排便顺畅而不稀薄，也无腹痛等不适之症，慢性便秘患者，常服无流弊。

我们都知道，人体内的毒素，主要是通过粪便排出体外。正常的排便，能清除体内糟粕，调节人体的气机，升清降浊，保持脏腑和调。故古人云："若要长生，肠中常清；若要不死，肠中无滓。"欲求健康长寿，保持大便通畅至关重要。回过头来我们再介绍二则肉苁蓉治疗便秘之精方。

◎ 苁蓉麻子仁膏

组成：肉苁蓉30克，火麻仁30克，沉香末3克。

用法：先将肉苁蓉、火麻仁加水煎沸后，文火煎取浓汁，滤去药渣；再加入沉香末和等量的炼蜜，搅匀，煎沸收膏，贮瓶备用。每次食1～2匙。

功效：主治津枯肠燥，便秘腹胀。

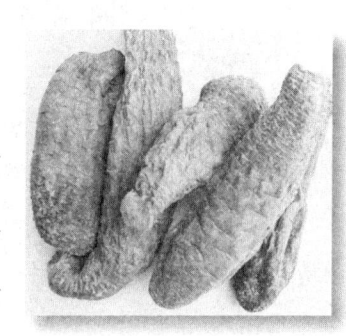

此方源于清代名医尤在泾《金匮翼》。方中肉苁蓉温补肾阳、润肠通便；火麻仁能益脾补虚，养阴润燥，通便，常用于体质较为虚弱、津血枯少的肠燥便秘；沉香降气温中，暖肾纳气，行气除胀，可治脘腹胀痛，大肠虚秘；蜂蜜有润肠之功。我曾将此方推荐给许多患便秘的朋友，他们都反映疗效不错，而且服用方便，见效较快。

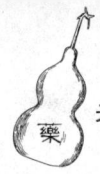

◎苁蓉羊肉粥

组成：肉苁蓉 20 克，精羊肉 150 克，大米 50 克。

用法：先将肉苁蓉加水 100 毫升煎汁，精羊肉切片加水 200 毫升煎煮，煮至肉熟烂备用。另用清水 300 毫升，加入大米煮粥，煮至米开汤稠时，加入肉苁蓉汁和煮好的羊肉同煮片刻，调味食用。早晚温热服食。

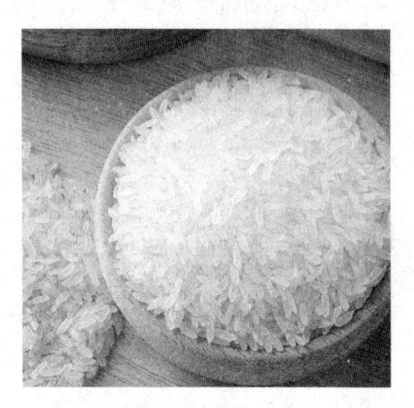

功效：温阳通便。适用于阳虚便秘。

方中羊肉味甘、性温，功能益气补虚，温中暖下。羊肉的热量为每千克 815 千卡，它的热量比牛肉还高，吃羊肉可促进血液循环，以增温御寒，适合冬季食用和用作补阳。故金元医家李东垣说："羊肉甘热，能补血之虚，有形之物也，能补有形肌肉之气。"

缓解习惯性便秘，不妨试试肉苁蓉

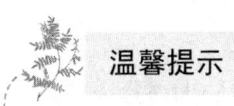

> **温馨提示**
>
> ## 便秘要注意饮食调理
>
> 每晨空腹饮一杯冷盐水有通便作用。麻油、牛奶等富含脂肪酸的食物，味酸的杨梅、菠萝等含多种有机酸的水果，粗粮（荞麦、糙米）、蔬菜（萝卜、土豆）、海藻等含大量植物纤维的食物，乳糖、蜂蜜等含糖量多的食物，都对结肠壁有化学性或机械性刺激作用，能促进肠蠕动，促进粪便下排。
>
> 有习惯性便秘的患者自制苹果醋服用，也不失为简便的食疗法。制作与用法也比较简便：苹果1000克，洗净晾干后，切成小块；冰糖400克，加水用文火煮化；酒曲1个，碾碎。将苹果、冰糖水、酒曲混合装入干净的小缸内密封。2周后打开搅拌10分钟，使空气进入，再隔2周，即成。每日可饮服30～50毫升。

咽喉肿痛声嘶哑，清咽润喉慢咀华

症　状　咽喉肿痛，声音嘶哑
老偏方　咀华清喉丹；竹叶山楂水；山楂利咽茶

小明今年8岁，1周前感冒发热，经对症处理好转，可近3日咽痛音哑，经用抗生素治疗无显效而就诊。患儿咽部干燥、灼热、疼痛，吞咽及咳嗽时加重，声音嘶哑，讲话困难。检查见口咽及鼻咽黏膜弥漫性充血、肿胀，腭弓及腭垂水肿，咽后壁淋巴滤泡和咽侧壁红肿；表面可出现黄白色点状渗出物。予清咽利喉法治之，药用生地黄、玄参、麦冬、射干、知母各12克，玉蝴蝶、桔梗、杏仁、山豆根、黄芩各10克。水煎服，每日1剂。服药3剂后，咽喉红肿、声音嘶哑症状略有好转，之后用生地黄蘸硼砂咀嚼含咽，如此用药1周，诸症若失。小明的妈妈连连称赞这个偏方管用，灵验！我告诉她，这则偏方是我们的老祖宗留下的，即清代名医张锡纯的"治咽喉方"——咀华清喉丹。

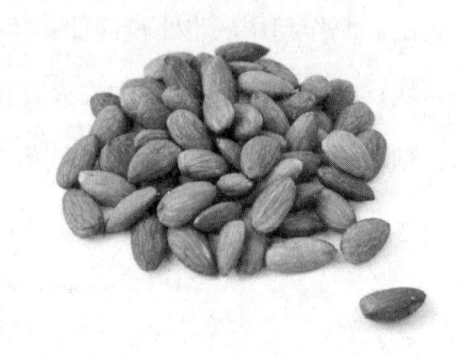

咽喉肿痛声嘶哑，清咽润喉慢咀华

◎ 咀华清喉丹

组成：大生地黄（切片）30克，硼砂（研细）4.5克。

用法：取生地黄1片，裹硼砂少许，徐徐嚼细咽之，半日许宜将药服完。

功效：适用于咽喉肿痛，急慢性咽喉炎。

生地黄之性能滋阴清火，无论虚热、实热，服之皆宜；硼砂能润肺，清热化痰，消肿止痛，二药并用，功力甚大。而又必细细嚼服者，因其病在上，煎汤顿服，恐其力下趋，而病转不愈，且细细嚼咽，则药之精汁与口中津液聚为华液，得以慢慢清润患处，此所谓"咀华"而得益于"清喉"也。此方原载于张氏《医学衷中参西录》一书中，据称"愚用之屡矣，随手奏效者不胜纪矣"。《湖北中医杂志》曾报道，用咀华清喉丹配清咽利喉汤治疗急性咽喉炎27例，结果：痊愈24例，显效3例，无效0例，总有效率为100%。足证张氏所言并无虚谬。

临床上，急性咽喉炎反复发作，治疗不彻底，则易成慢性咽炎，再治疗就显得颇为棘手。中医学认为，咽喉为肺胃的门户，如肺胃有蕴热，火热上炎，气血结于咽喉，可见局部慢性充血，黏膜干燥而发病。另外，肾水不足，虚火上炎，咽喉干燥，打鼾，久而也可发为咽炎。中医治疗咽炎是以中医辨证理论为基础，并且以滋阴增液、滋养肺肾、清热化痰、润喉利咽为主要治疗目的。然服用中药汤剂非一剂知二剂已，常常是十天半月不能收功，因此，许多患者都祈望于简便验方、偏方治疗。

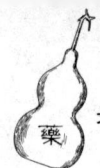

老祖宗传下来的老偏方 肆：孩子小病妙方

我先给大家介绍一个竹叶山楂水缓解慢性咽炎的小偏方。

◎ **竹叶山楂水**

组成：竹叶6～9克，山楂15～30克。

用法：将竹叶、山楂同入锅中，加水1000毫升，煎取药液500毫升。频频含漱慢咽，每日1剂；或将竹叶、山楂一起放入茶杯中，沸水冲泡20分钟后当茶饮。

我小时候经常去外婆家玩。有一次不知什么原因，嗓子疼痛难忍，声音嘶哑，连口水都难以下咽。外婆知道后，马上到门外摘了一把新鲜的竹叶，又从床头的袋子里抓了一把山楂果，放在锅里煮了两大碗水。这一天我就慢慢地喝，到了晚上，嗓子居然不痛了。外婆是一位退休教师，她告诉我，自己原来教书时有慢性咽炎，一位老中医教给她这则偏方，咽喉不适嗓子哑时就喝它，很管用。于是我记住了这个偏方，每逢咽干嗓子痛就喝几天，都有良好的效果。后来学了中医，才知道这中间有很多的道理。

竹叶味甘淡，味淡利窍；气平微凉，清心除烦。又能利咽喉、通小便。《景岳全书》《食疗本草》《本草正》均记载，竹叶能"解喉痹""除烦热"。现代研究表明，竹叶黄酮有抗溃疡、抗炎、抗氧化的作用，竹叶多糖能增强免疫力，尤其适合治疗儿童心经火盛、胃肠积热导致的咽喉肿痛、尿频。

咽喉肿痛声嘶哑，清咽润喉慢咀华

山楂味酸甘，性微温。酸甘能化阴，有生津液、利咽喉、消食积、散瘀血的作用，尤其对食积不化、痰热内生导致的口干口臭、咽喉隐痛有良效；对于妇女肝气不疏、痰气内结引起的梅核气（喉中似有物阻，吞之不下，咯之不出）也有很好的作用。研究表明，山楂煎剂及乙醇提取物可以抑制细菌、病毒的繁殖，也可以改善局部血液循环，对慢性炎症有改善作用。

竹叶、山楂相结合，能清心疏肝、利咽生津，不但适合急慢性咽炎的治疗，也适用于预防因秋燥伤及肺胃所导致的干咳、咽燥、口唇干裂、皮肤干涩等。

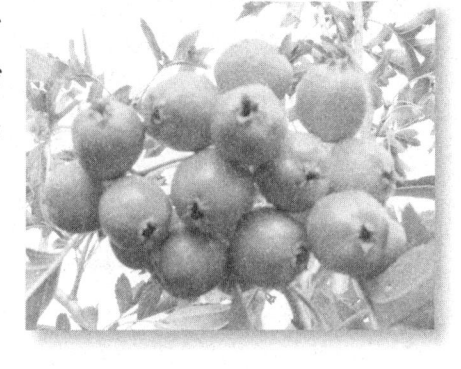

在临床上，我们用山楂配丹参、夏枯草的"山楂利咽茶"治慢性咽炎亦有良效。配制用法：生山楂20克，丹参20克，夏枯草15克。使用时，先用清水洗去浮尘，然后加水煎30分钟后，滤取药汁，一日数次，当茶频饮。功能活血散结、清热利咽。适用于慢性咽炎而咽部淋巴滤泡增生明显者。

下面再介绍几则治慢性咽炎的药茶偏方。

◎**罗汉果茶**

组成：罗汉果1个。

用法：将罗汉果切碎，用沸水冲泡10分钟后，不拘时饮服。

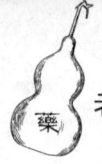

每日1～2次，每次1个。

功效：清肺化痰，止渴润喉。主治慢性咽喉炎，肺阴不足、痰热互结而出现的咽喉干燥不适，喉痛失音，或咳嗽口干等。《食物中药与便方》谓："演员、教师、广播员等需保护发音器官者常以罗汉果切碎，泡水代茶饮，有效。"

◎橄榄茶

组成：橄榄2枚，绿茶1克。

用法：将橄榄连核切成两半，与绿茶同放入杯中，冲入开水，加盖闷5分钟后饮用。

功效：适用于慢性咽炎，咽部有异物感者。

◎橄榄海蜜茶

组成：橄榄3克，胖大海3枚，绿茶3克，蜂蜜1匙。

用法：先将橄榄放入清水中煮片刻，然后冲泡胖大海及绿茶，闷盖片刻，入蜂蜜调

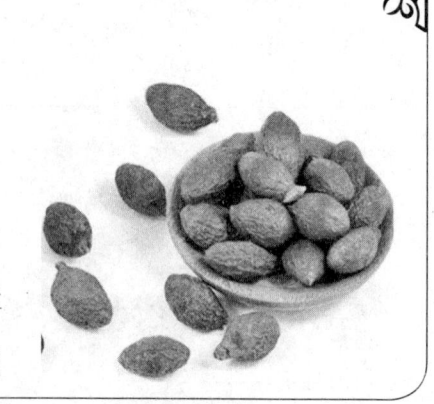

匀，徐徐饮之。每日1～2剂。

功效：清热解毒，利咽润喉。主治慢性咽喉炎，咽喉干燥不舒，或声音嘶哑等属阴虚燥热证者。

◎咸橄榄麦冬茶

组成：咸橄榄4个，麦冬30克，芦根20克。

用法：将这3味药加水两碗半，煎至1碗，去药渣，分数次服用。

功效：养阴清热、生津润燥。尤其适宜慢性咽炎患者服用。

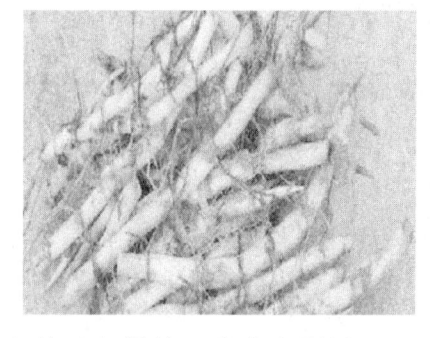

◎大海生地茶

组成：胖大海5枚，生地黄12克，冰糖30克，茶适量。

用法：上药共置热水瓶中，沸水冲泡半瓶，盖闷15分钟左右，不拘次

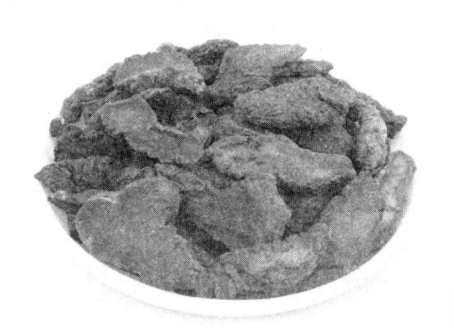

数，频频代茶饮。根据患者的饮量，每日2～3剂。

功效：清肺利咽，滋阴生津。用于慢性咽喉炎属肺阴亏虚者，如声音嘶哑，多语则喉中燥痒或干咳，喉部暗红，声带肥厚，甚则声门闭合不全，声带有小结，舌红苔少等。对于肺阴不足、虚火夹实之慢性喉炎而兼大便燥结者，用之最宜。

◎二绿女贞茶

组成：绿萼梅、绿茶、橘络各3克，女贞子6克。

用法：先将女贞子捣碎后，与前3味共入杯内，以沸水冲泡即可。每日1剂，不拘时饮服。

功效：养阴利咽，行气化痰。对肝肾阴虚，虚火上浮，气郁痰结之咽痛不适，咽喉异物感，饮之有良益。

◎马鞭草绿豆蜜茶

组成：鲜马鞭草50克，绿豆30克，蜂蜜30克。

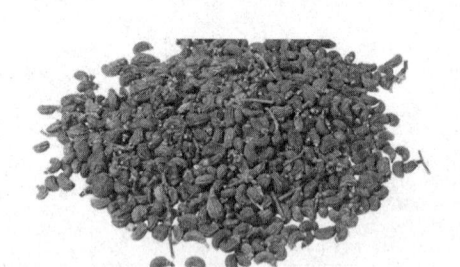

用法：将绿豆洗净沥干，新鲜马鞭草连根洗净，用线扎成2小捆，与绿豆一起放锅内，加水1500毫升用小火炖1小时，至绿豆酥烂时离火，捞去马鞭草，趁热加入蜂蜜搅化即可饮汤食豆。每日1剂，分2次服，连服数日。

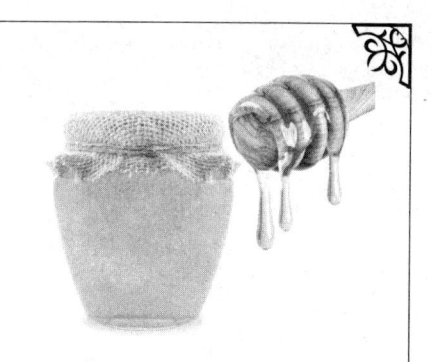

功效：清热利咽。对于慢性咽炎而咽部淋巴滤泡增生明显者适用。

◎ **清音茶**

组成：胖大海5克，蝉蜕3克，石斛15克。

用法：水煎代茶饮。

功效：养阴润喉，利咽治喑。适用于慢性咽炎伴有声音嘶哑者。

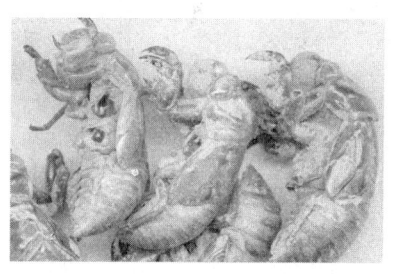

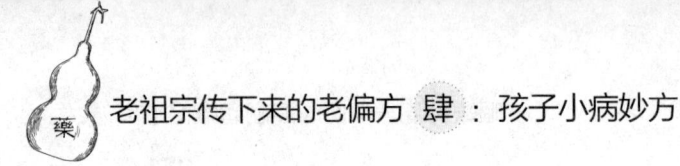

> 温馨提示
>
> ## 咽喉肿痛要注意自我保健
>
> 咽喉肿痛者应尽量做到少受凉,保持心情愉快,生活有规律等,宜多食用富含津液的食物和含维生素C的水果、蔬菜,如百合、橄榄、生梨等;多食用有清润作用的食物,如萝卜等;以及富含胶原蛋白和黏性蛋白的食物,如猪蹄、鱼、牛奶、豆类、动物肝脏、瘦肉等。忌食香燥辛辣食物,如茴香、五香粉、火锅调料、芥末、辣椒等,忌饮烈酒,不宜多食生冷食物。早晚用淡盐水漱口,为咽部杀菌、清洁和湿润,改善咽部的环境,预防细菌感染。